高等院校医学实验教学系列教材

医学生物技术实验

主　　编　马文康　付　欣　谭　茵
副 主 编　洪　玮　郭晓兰　邹东霆
编　　委　（以姓氏笔画为序）
马文康　邓小亮　叶文红　付　欣
冯　毅　朱培炜　朱蔚云　刘　昆
孙向东　邹东霆　张冬云　林玉茵
周问渠　洪　玮　郭晓兰　谭　茵

科学出版社
北　京

内 容 简 介

本教材率先融汇了中国科学院广州生物医药与健康研究院本科教学中的实验指导内容，旨在培养学生生物化学与分子生物学、干细胞生物学、实验动物学等实验技能。本教材分为三篇：第一篇简要介绍常用仪器设备及基本实验技术、生物学实验室安全与管理；第二篇为基础实验，包括生物化学与分子生物学实验、生物技术实验，对每个实验的实验目的、原理、试剂和器材、实验步骤以及注意事项等详细描述；第三篇为创新实验，包括干细胞生物学概论、发育生物学实验和实验动物学内容。

本教材可供临床医学、生物技术、生物科学等相关学科本科学生使用。

图书在版编目(CIP)数据

医学生物技术实验 / 马文康，付欣，谭茵主编. —北京：科学出版社，2023.2

高等院校医学实验教学系列教材

ISBN 978-7-03-074399-2

Ⅰ. ①医… Ⅱ. ①马… ②付… ③谭… Ⅲ. ①医学–生物学–实验–医学院校–教材 Ⅳ. ①R318-33

中国版本图书馆 CIP 数据核字（2022）第 253019 号

责任编辑：王锞韫　胡治国 / 责任校对：宁辉彩

责任印制：李　彤 / 封面设计：陈　敬

科学出版社 出版

北京东黄城根北街 16 号

邮政编码：100717

http://www.sciencep.com

北京建宏印刷有限公司 印刷

科学出版社发行　各地新华书店经销

*

2023 年 2 月第　一　版　开本：787×1092　1/16

2023 年 2 月第一次印刷　印张：9

字数：219 000

定价：55.00 元

（如有印装质量问题，我社负责调换）

前　　言

医学生物技术专业旨在培养具备生命科学和生物技术的基本理论、基本知识、基本技能的高级专门人才。医学生物技术专业的理论和技术已渗透至基础医学和临床医学的各个领域，并衍生出了许多新兴的交叉学科，如分子药理学、分子医学、生物信息学、肿瘤免疫学等。目前，这个专业已展示出极大的发展潜力和极其广阔的应用前景。实验教学是高校教学工作中一个重要的组成部分，它是培养学生实践能力和创新能力的重要环节，也是提高学生专业素养和就业竞争力的重要途径。

本教材是以培养学生学习生物化学与分子生物学、干细胞生物学、实验动物学等实验技能为主要目的的实验指导书。遵循先理论后实践的原则，编写的宗旨为简明、实用。我们以实验教学改革为指导，侧重叙述生物技术专业技能训练和综合性实验，率先融汇了中国科学院广州生物医药与健康研究院本科教学中的实验指导内容。全书分为三篇：第一篇简要介绍常用仪器设备及基本实验技术、生物学实验室安全与管理；第二篇为基础实验，包括生物化学与分子生物学实验、生物技术实验；第三篇为创新实验，包括干细胞生物学概论、发育生物学实验和实验动物学。各学校可根据不同教学层次和对象、实验教学课时概论酌情选用。本教材主要是为配合医学生物技术专业实验教学而编写，所涉及的技术面比较广泛，可供临床医学、生物技术、生物科学等相关学科本科学生使用。

参加本教材编写的人员主要是广州医科大学生命科学学院实验教学的一线教师，他们具有多年的实验教学和教学改革工作经验，为本教材的编写投入了大量的精力。

感谢广州医科大学生命科学学院全体同仁在本教材编写中提供的帮助；感谢王燕菲老师和刘兴国老师为本教材编写提供的大量帮助。另外，科学出版社在编辑加工中做了大量细致的工作，在此对他们表示衷心感谢！

由于编者水平有限，书中难免出现疏漏和不足之处，恳请广大读者不断向我们提出批评和建议，不胜感激。

编　者

2021 年 8 月

目　　录

第一篇　绪　　论

第二篇　基 础 实 验

第三篇 创新实验

第一篇　绪　　论

第一章　常用仪器设备及基本实验技术

第一节　显微镜的结构和使用方法

一、普通光学显微镜

（一）实验目的

1. 了解普通光学显微镜的基本结构和工作原理。
2. 掌握低倍镜和高倍镜的正确使用方法。
3. 了解普通光学显微镜维护的注意事项。

（二）实验物品

普通光学显微镜，标本，擦镜纸，擦镜液，香柏油等。

（三）实验原理

普通光学显微镜包括正置和倒置光学显微镜，二者的结构类似，其不同在于物镜与照明系统是否颠倒，下面以正置光学显微镜为例说明。

显微镜包括机械和光学两个部分（图 1-1-1）。

1. 机械部分

（1）镜座：是显微镜的底座，常为一马蹄形铁座，用以支持和稳定显微镜。

（2）镜臂（执手）：是移动显微镜时的执手处，呈弓形，与镜柱相连处有一倾斜关节，可使显微镜向后倾斜至 90°以内的任何角度，但一般不宜超过 40°，以免显微镜倾倒（注意：观察能流动的液体材料时则不宜倾斜）。

（3）镜柱：连接镜座和镜臂的直立短柱，对镜臂起支撑作用。

（4）大螺旋（粗调节器）：转动时，可使镜筒作较大距离升降，能调节物镜与标本间的距离，得到清晰的物像（注意：转动螺旋时，不能太快太急，必须慢慢地旋转）。

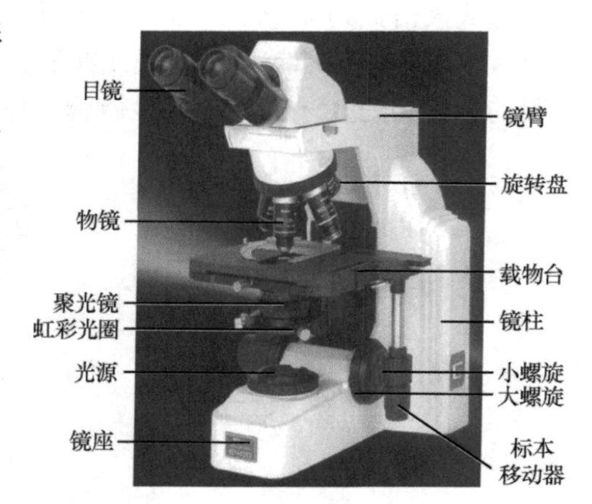

图 1-1-1　正置光学显微镜结构图

（5）小螺旋（细调节器）：转动时，可使镜筒缓慢地上下升降，能更精细地调节物镜与标本间的距离，显示更清晰的物像。

（6）标本移动器：位于载物台侧面，通过旋转标本移动器可使标本进行左右、前后方向的移动。

（7）旋转盘：呈圆盘形，一般具有螺纹形圆孔 2～4 个，用于放置几个不同放大倍数的物镜，旋转盘可旋转，可随意调换各个不同倍数的物镜（注意：转换物镜时必须用手转动旋转盘而不能用手拿着物镜来旋转，否则镜头易松脱，转动时亦不能过急过快）。

（8）载物台：为呈圆形或方形的平面台，中心有通光孔（供光线通过），载物台上装有标本移动器，既可固定玻片标本，又可前后左右移动。标本移动器上有标尺，可利用标尺上的刻度作标记，记认要观察的标本。

2. 光学部分

（1）光源：电光源显微镜以可见光为光源，只需通过调节旋钮，即可连续地增强或降低光线的强度（注意：电光源不能长期处于高亮状态！在不观察标本的时候必须把光源调暗）。

（2）聚光镜：位于载物台通光孔的下方，由一片或数片透镜组成，可把反光镜反射来的光线聚合成光束，使较强的光线照于标本上，以便于观察。

（3）虹彩光圈：装在聚光镜下方，可调节光线的强弱。虹彩光圈由十几张金属薄片组成，外侧有一个细柄，推动它可调节光圈开孔的大小，从而调节光线强弱。

（4）目镜：呈圆筒形，安装于镜筒的上端，由两个透镜组成，上面刻有此镜的放大率如 5×、6×、10×等符号，即放大 5 倍、6 倍、10 倍等，一般实验中用 10×的目镜。

（5）物镜：呈圆筒形，装在旋转盘下，生物学显微镜一般有两种或三种物镜（图 1-1-2）。

1）低倍镜：镜身较短，上刻有 5×、10×的符号，即放大 5 倍、10 倍的物镜。

2）高倍镜：镜身较长，上刻有 40×、45×、65×的符号，即放大 40 倍、45 倍、65 倍的物镜。

3）油镜：镜身较长，上刻有 100×的符号，即放大 100 倍的物镜。

显微镜的放大倍数等于物镜和目镜放大倍数的乘积。例如，物镜为 45×，目镜为 10×时，总放大倍数为 45×10=450。制作光学镜头所用的玻璃折射率为 1.65～1.78，所用介质的折射率越接近玻璃越好。普通光线的波长为 400～700nm，分辨力数值不会小于 0.2μm，人眼的分辨力为 0.2mm，因此显微镜的最大设计倍数为 1000×。

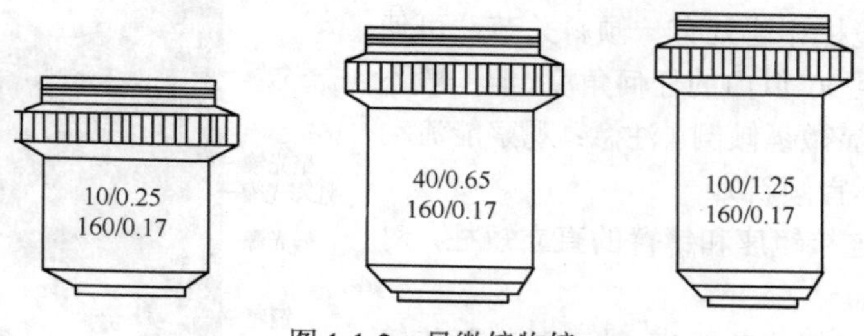

图 1-1-2 显微镜物镜

注意：透镜不能用手去摸，以免损坏或弄脏镜头，只能用擦镜纸揩拭。

大多数显微镜，通常在物镜上都标有表示主要性能的参数，如 10 倍物镜标有 10/0.25 和 160/0.17，此处 10 为物镜的放大倍数，0.25 为数值孔径（有的写成 N.A.0.25），160 为镜筒长度（单位：毫米），0.17 为所要求的盖玻片厚度（单位：毫米）。以上各主要参数的推算，物理意义和显微镜的放大原理，将在物理学的课程中学习。现对使用显微镜时要注意的相互间有影响的几个主要性能简述如下：

A. 分辨率（鉴别率、分辨力和分辨本领）：分辨率（resolving power，R）指能区分开两个物点间最小距离的能力，显微镜的分辨力主要由物镜的分辨力决定，它是指可以分辨被检物体微细结构的能力，也就是分辨两个物点之间最短距离的能力。因此，分辨力和最小分辨距离是成反比的。$R=2NA/\lambda$，其中 λ 为入射光线波长，NA 为镜口率（数值孔径），计算公式为 $NA=n \cdot \sin a/2$（n 为介质折射率；a 为镜口角，样品对物镜镜口的张角）。

B. 放大率（放大倍数）：显微镜适合的放大倍数决定于物镜的数值孔径，所以有效的放大率一般应为数值孔径的 500～1000 倍。在选择总放大倍数时，要考虑物镜与目镜的匹配，并不是越大越好。超过了上述限度，物像反而会越来越模糊。

C. 清晰度：是指影像上各细部影纹及其边界的清晰程度。它除了主要与物镜的性能有关外，亦与其他性能有关。如前述，物镜与目镜的组合超出了有效的放大倍数时亦影响清晰度。

D. 焦点深度（场深）：在显微镜中形成一个清晰物像的物体层厚度称为焦点深度，也就是说，当焦点与某一物点一致时，这一点和其上下两侧都能看得清楚，这清晰部位的厚度就是焦点深度。焦点深度与物镜的数值孔径或显微镜的总放大率成反比，所以在使用高倍镜时，必须不断、轻微地反复转动小螺旋，才能观察到被检物不同深度的各层结构。

E. 镜像亮度：镜像亮度与数值孔径的平方成正比，与显微镜的总放大率的平方成反比。在其他条件相同时，数值孔径越大，则镜像越亮。

镜像亮度和视野亮度不同，视野亮度不仅与物镜和目镜有关，而且还与聚光器、虹彩光圈、反光镜和光源有关。

（四）实验步骤

使用显微镜时，除注意视野亮度及焦距的调节外，还要注意显微镜各主要性能相互间的关系，才能发挥最好的观察效果。在使用显微镜时要按不同检视法要求的步骤进行。

1. 低倍镜的检视法

（1）将显微镜正放在离桌边 3～6cm 处；镜臂对向自己的左胸前，便于左眼观察，右眼画图。调节倾斜关节，使载物台保持适宜的角度，注意倾斜角度不能过大，否则显微镜易失去重心而倾覆。

（2）将大螺旋逆时针方向转动，降低载物台，然后转动旋转盘，使目镜与低倍物镜对准。

（3）将光源打开，从目镜中观察，并旋转旋钮调节光源使光度合适。

（4）将玻片标本置于载物台上，把标本所观察部分移至通光孔中央处。

（5）观察者一面从旁边观察，一面按顺时针方向转动大螺旋，使载物台徐徐上升，直至物镜与玻片将要接触为止（切勿使物镜与玻片相碰）。

（6）从目镜向下看，同时将大螺旋徐徐按逆时针方向转动，使载物台下降至标本的物像出现为止。

（7）旋动小螺旋，使载物台稍向上或稍向下移动，至物像清晰为止。

（8）可一面观察，一面移动玻片，寻找所需要的部分，并把它置于视野中央。

2. 高倍镜的检视法　高倍镜的放大率较大，适合观察物体的细微结构，但必须在低倍镜下找到物像后，才能转换为高倍镜，具体步骤：

（1）如上法，先用低倍镜找到标本，并把已调清晰的物像移到视野中央。

（2）直接转动旋转盘换上高倍镜。

（3）一边观察，一边调节小螺旋（注意此时不能用大螺旋调节）直到物像清晰为止，若视野亮度不够时，可把光线亮度增大（普通光源显微镜可调节光源，或放大虹彩光圈），使视野的亮度合适。

（4）观察完毕后，必须先转回低倍物镜，再取下标本，以免高倍物镜头被碰坏或沾污。

3. 油镜检视法 在低倍镜下把要观察的部位移到视野中央，转动旋转盘换上高倍镜，把观察的物像调清晰后移到视野中央，转动旋转盘移开高倍镜，在玻片的观察部位滴一滴香柏油，注意此时不能移动大螺旋，再换上油镜，使油镜镜头与香柏油油滴接触，调节小螺旋直到物像清晰。

油镜使用完毕，必须把镜头和玻片标本上的香柏油擦净。

油镜的正确擦拭方法：

（1）镜头的擦拭：先用擦镜纸把镜头的油抹去，再用擦镜纸蘸少许擦镜液把镜头上的香柏油去掉，然后用干净擦镜纸擦拭干净。擦拭时用力要轻，要顺着镜头的直径方向，不要沿镜头的圆周涂擦。

（2）玻片标本的擦拭：先用一张擦镜纸把标本玻片上的香柏油擦去，再滴一滴擦镜液在擦镜纸上，轻轻放在载玻片上向外拉，如此反复几次便可擦净（注意：镜头和载玻片的擦拭均不能来回涂抹，且擦镜液不能加得太多）。

（五）实验报告

1. 比较低倍镜和高倍镜下观察物像有什么区别？

2. 简述使用油镜的注意事项。

（六）注意事项

1. 取镜时，必须右手握镜臂，左手托镜座，使镜身保持平稳和直立，以免目镜、反光镜等滑出。

2. 实验前后，应详细检查显微镜的零件，如有损坏或丢失，应立即报告老师，切勿自行修理。严禁自行拆卸任何零件。

3. 实验前，应将显微镜擦干净，光学及照明部分的镜面只能用擦镜纸擦净，不能用手指、毛巾、纸等来涂擦，以免损坏。其他部分可用纱布擦净。

4. 使用显微镜的过程中切忌急躁，观察时必须先在低倍镜下找到物像后才能转用高倍镜观察，高倍镜找到物像后才能转油镜观察。

5. 显微镜不能在日光直射下使用。

6. 显微镜使用完毕，转动大螺旋上升镜筒或下降载物台，取下标本，转动旋转盘使物镜离开通光孔，再下降镜筒或上升载物台使之接近物镜。

7. 画图时，要学会双眼睁开，用左眼观察，右眼画图，以减少眼睛的疲劳。

（叶文红）

二、荧光显微镜

（一）实验目的

1. 了解荧光显微镜的工作原理。
2. 了解荧光显微镜的操作步骤与注意事项。

（二）实验原理

荧光显微镜（fluorescence microscope）利用一个高发光效率的点光源，经过滤色系统发出一定波长的光作为激发光，在激发标本内的荧光物质发射出各种不同颜色的荧光后，再通过物镜和目镜的放大进行观察。这样在强烈的对衬背景下，即使荧光很微弱也易辨认，敏感性高，主要用于研究细胞结构、细胞内物质的吸收、运输及化学分布和定位（图 1-1-3）。

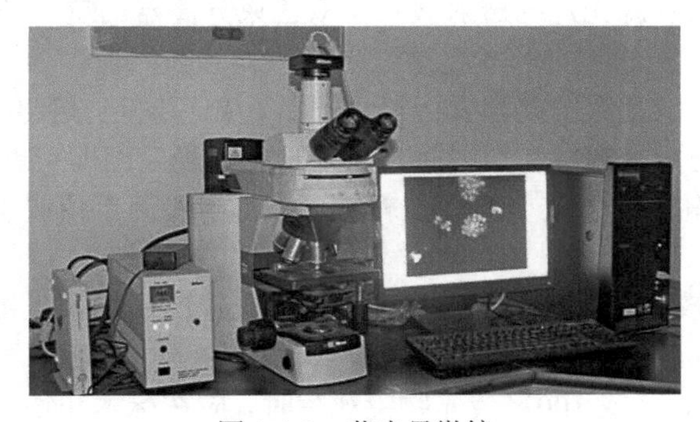

图 1-1-3 荧光显微镜

（三）实验步骤

1. 用窗帘遮蔽光线，关闭房间内的灯光，除去显微镜的防尘罩，确保显微镜灯室通风良好、无遮盖。装上汞灯灯箱，并转动灯箱卡圈上的拨杆，将灯箱与镜臂连接。

2. 将汞灯灯箱的电源插头插入荧光电源箱后的插座，再将荧光电源箱的插头插入 220V 外接电源。

3. 打开电源开关，电压表显示出电源电压，如电源电压波动不大于额定电压值的±5%，即可按下启动开关点燃汞灯，如因天气太冷或电压不稳定等原因，一次启动未点燃汞灯，可以多揿动几次。待超高压汞灯弧光达到稳定状态并达到最大发光效率，即可开始工作。

4. 显微镜的调试

（1）任选一块标本放在载物台上。

（2）转动镜臂上的聚光镜旋钮使聚光镜移出光路，转动滤色片组转换手轮，将紫光（V）或蓝光（B）或绿光（G）激发滤色片组转入光路，并将 10×荧光物镜转入光路。

（3）调节粗微调手轮，将标本像调焦清晰。

（4）前后推动垂直照明器右边的聚光镜调焦推杆，使视场光阑成像清晰，转动视场光阑拨杆将视场光阑收小，调节视场光阑调中螺钉使视场光阑居中，然后再将视场光阑开至最大。

（5）转动镜臂上的聚光镜旋钮使聚光镜移入光路，前后调节灯箱上的聚光镜拨杆，使汞灯的弧光在视场内成像清晰。

（6）调整灯箱上的灯泡水平调节螺钉和垂直调节螺钉，使汞灯的弧光居中。

（7）调整反光镜水平调节螺钉和垂直调节螺钉，使光源的反射像与汞灯的弧光分开。

（8）转动聚光镜旋钮把聚光镜移出光路，此时视场照明均匀。

5. 荧光观察

（1）将荧光染色标本放到载物台上。

（2）将10×平场物镜或40×荧光物镜转入光路，调节载物台纵横移动手轮，将标本移入光路。

（3）转动滤光片转换拨轮，将荧光染色标本所需要的激发滤光片组转入光路。激发滤光片组编号刻在滤片组转换拨轮上。

滤光片选择正确与否，是荧光显微镜能否得到正确应用的关键。选用滤光片时，必须遵守斯托克斯定律：激发滤光片的透射波长＜双色束分离器的透射波长＜阻断滤光片的透射波长。

由于激发滤光片、双色束分离器和阻断滤光片，出厂时已按其用途和本身的光学特性进行了严格的组合匹配，在观察和摄影时，只需选择滤光片组即可。

（4）调节粗调手轮，当看清荧光图像轮廓后，再用微调手轮调焦，直至看到清晰的荧光图像。

（5）当需要得到较强的荧光图像时，可转动聚光镜旋钮把聚光镜移入光路，可获得较明亮的荧光图像。

（6）当需要使用40×或100×荧光物镜观察时，应在标本和物镜间加上甘油，油中不能有影响观察的小泡或杂质。使用时可使甘油慢慢浸润一会儿，然后轻轻左右来回转动物镜转换器以排出气泡。

6. 荧光显微摄影——显微镜摄像头 由于荧光图像一般均较明场观察暗得多，所以进行荧光显微摄影需要较长的曝光时间，在曝光时应注意避免仪器震动。

荧光显微镜摄影技术对于记录荧光图像十分必要，由于荧光很易褪色减弱，要即时摄影记录结果。方法与普通显微摄影技术基本相同。

（四）注意事项

（1）因观察荧光使用的光源为高压汞灯，其中发出的光含紫外光，对人眼有损害作用，故必须安装紫外防护罩。

（2）汞灯熄灭后待完全冷却才能重新启动，否则灯内汞蒸气尚未恢复到液态，内阻极小，再次施加电压，会引起短路，导致汞灯爆炸。这样不仅损坏电器，更重要的是汞蒸气溢出，将导致工作室污染。故关闭汞灯之后，不能马上再次打开，必须等待至少30min。

（3）光路已调整校准好则不要随意挪动；不要随意触碰旋钮或附加件。

（4）载物台与物镜/目镜之间由远到近，先粗调后细调。

（5）转换镜头，拨动转换器，不要掰镜头。不要用手擦拭镜头。使用完毕，要把镜头擦拭干净（特别是油镜），将载物台调到最远，关闭光源和电源。

（邹东霆）

第二节　离心机的基本原理与使用方法

离心机（centrifuge）是借助其内部转子的高速旋转所产生的离心力，将离心管内固液混合体系中的物质根据它们颗粒的沉降系数、质量、密度及浮力等因素的不同而彼此分离的仪器。能用于物质的分离、纯化或浓缩。目前在生物学、医学、制药工业等领域中广泛应用。

（一）实验目的

1. 了解离心机的基本工作原理。

2. 掌握离心机的使用方法与注意事项。

（二）基本工作原理

1. 离心力与相对离心力

（1）离心力：一个固体物质颗粒，在一定角速度下的液相介质中做圆周运动时，会受到一个向外的离心力的作用。当离心机转子以一定的角速度 ω（弧度/秒）旋转，颗粒的旋转半径为 r（cm）时，离心力（F_c）等于离心加速度（ω^2r）与颗粒质量的乘积，即：

$$F_c=m\omega^2r \quad (1\text{-}1\text{-}1)$$

其中，ω（弧度/秒）是旋转角速度；r（半径，cm）表示离心力场中某一点到转轴间的水平距离；m 是质量，以 g 为单位。

旋转角速度 ω 也可以用离心机每分钟的转速（revolutions per minute，rpm）表示，每转一周的弧度为 2π，即：

$$\omega=\frac{2\pi\times \text{rpm}}{60} \quad (1\text{-}1\text{-}2)$$

$$F_c=m\times\frac{(2\pi\times\text{rpm})^2\times r}{3600}=\frac{4\pi^2(\text{rpm})^2rm}{3600} \quad (1\text{-}1\text{-}3)$$

（2）相对离心力：由于各种离心机转子的半径或者离心管至旋转轴中心的距离不同，所受离心力发生变化，因此常用“相对离心力”或“数字×g”表示离心力。相对离心力（relative centrifugal force，RCF）是指在离心力场，作用于颗粒的离心力相当于地球重力的倍数，单位是重力加速度常数 g（980cm/s^2）或×g，即

$$\text{RCF}(g)=\frac{\omega^2r}{980}$$

$$\omega=\frac{2\pi\times\text{rpm}}{60}$$

$$\text{RCF}(g)=\frac{4\pi^2(\text{rpm})^2r}{3600\times980}=1.119\times10^{-5}\times(\text{rpm})^2\times r \quad (1\text{-}1\text{-}4)$$

2. 沉降系数　沉降系数（sedimentation coefficient，S）指单位离心力作用下，物质颗粒沉降的速度。

$$S=\frac{\text{沉降速度}}{\text{单位离心力}}=\frac{\mathrm{d}r/\mathrm{d}t}{\omega^2r} \quad (1\text{-}1\text{-}5)$$

其中 t 表示时间（s），变化的时间用时间的微分 dt 表示；r 表示运动粒子到离心机转轴中心的距离（cm）。

沉降系数（S）的单位应该是 $\frac{\text{cm/s}}{\text{cm/s}^2}=\text{s}$，即单位是秒（s）。

沉降系数（S）实际上常在 1×10^{-13}s 左右，实际应用中这个单位太大了，为了纪念 Svedberg 对离心技术所做出的贡献，把 1×10^{-13}s 作为一个 Svedberg 单位（用 S 来表示），即 $1\text{S}=1\times10^{-13}\text{s}$。

沉降系数常用来描述生物大分子的大小，如 18S rRNA、23S rRNA。

（三）离心方法

离心技术一般分为制备离心和分析离心两类。制备离心常用的方法有沉淀离心、差速沉淀离心、密度梯度离心和连续流离心等。制备离心法主要用来分离细胞、亚细胞结构或生物大分子。分析离心常用的方法有沉降速度法、沉降平衡法及等密度区带离心法。分析离心主要用于样品的定性定量分析，下面介绍制备离心法中最常用的方法。

1. 沉淀离心（pelleting）技术 是目前应用最广的一种离心方法。选择一种离心速度，使悬浮溶液中的悬浮颗粒在离心力的作用下完全沉淀下来，这种离心方式称为沉淀离心。根据颗粒大小来确定沉降所需要的离心力。对于细菌等微生物、细胞和细胞器等生物材料，离心密度在 1.08～1.12g/mL；对于病毒和染色体 DNA 等，离心密度在 1.18～1.31g/mL。

2. 密度梯度离心（density gradient centrifugation） 需要使用密度梯度介质，具有很好的分辨能力，可以使混合样品中沉降系数相差在 10%～20%的几个组分分开，得到的组分纯度也较高。在密度梯度离心中，由于梯度的存在，沉淀的样品会被压实，对物质样品的结构和形状起到了保护作用。

常用的密度梯度介质有高浓度盐溶液和甲泛葡胺（metrizamide），多用于核酸分子的分离纯化。氯化铯密度梯度主要用于 DNA 的分级分离；硫酸铯密度梯度主要用于 RNA 的分级分离；三氟乙酸铯密度梯度用来分离单、双链 RNA，并能把 RNA 与 DNA 和蛋白质分开。三氟乙酸铯和碘化钾密度梯度都能把 DNA-RNA 杂交体从 DNA 和 RNA 中分离出来；三氯乙酸铷和碘化钠密度梯度均可用来分离蛋白质，特别是核蛋白。

（四）离心机的类型

1. 按转速分类 离心机根据转速的大小分为低速、高速和超速离心机。

低速离心机：转速在 8000r/min 以下，相对离心力在 10 000g 以下；主要用于分离细胞、细胞碎片及培养基残渣等颗粒物，也用于粗结晶的较大颗粒的分离。

高速离心机：转速为 10 000～30 000r/min，相对离心力为 10 000～100 000g；主要用于分离各种沉淀物、生物大分子、细胞碎片和较大的细胞器等。为了防止高速离心过程中温度升高而使酶等生物分子变性失活，有些高速离心机设有冷冻装置，所以也称作冷冻离心机。

超速离心机：转速为 30 100～80 000r/min，最大相对离心力为 800 000g；为了防止温度升高和降低空气阻力及摩擦力，超速离心机设有冷冻和真空系统。主要用于生物大分子、细胞器和病毒等的分离、纯化、鉴定及分析。

2. 按离心机的用途分类

（1）小型离心机：一般是指体积较小的台式离心机，转速可以从每分钟数千转到每分钟数万转，相对离心力由数千到数十万克，离心管的容量由数百微升到数十毫升。小型离心机多用于小量快速的离心。

（2）制备型大容量低速离心机：一般是离心的体积较大，机型体积较大的落地式离心机。最大转速为 6000r/min 左右，最大离心力在 6000*g* 左右，最大容量可达数千毫升。大多数此类离心机均设有制冷系统。

（3）高速冷冻离心机：高速冷冻离心机与大容量低速离心机相近，两者之间的主要差异在于前者的离心速度比后者高，并设有制冷系统。高速冷冻离心机的最大速度在 18 000～21 000r/min，最大离心力在 50 000*g* 左右，可以更换转头调整离心容量。

（4）超速离心机：具有很大的离心力，最大速度可达 100 000r/min，最大离心力可达 800 000*g*，超速离心机最大容量可达数百毫升。适用于蛋白质、核酸和多糖等生物大分子的制备。

（五）离心机的主要构造

本节主要介绍常用的低速和高速离心机的主要构造。

1. 离心机外壳 离心机外壳必须具有有效的装甲防护，以防转头破碎时碎片飞出。若是低温离心机还在壳内层安装有给离心室制冷的蒸发管。

2. 离心室 离心机内部称为离心室，离心室内是转子进行高速运转的地方。

3. 驱动系统 驱动离心机转子旋转的装置一般是电动机，并有调节速度的装置。

4. 转子 是离心机中能够高速旋转的部件，在转子的外围环绕一圈安放离心管的圆孔。转子有多种多样的规格，但每一种转子都有一定的使用限度。一般分为角式转子和甩平式转子两大类。角式转子是指转子的离心管腔与转轴之间的角度在 20°～45°，其特点是容量大，转速高。甩平式转子是可活动的离心管套用钉鞘固定于主体上，静止时垂直悬挂，当转子在离心力的作用下转速达到约 600r/min 时达到 90°水平位置，适用于密度梯度离心，主要优点是离心管始终处于重力和离心力两者合力的作用下，不管转头加速还是减速都不产生样品扰动的现象。

5. 系统 操作系统由开关、旋钮、指示灯、指示仪表或显示器等组成，各系统控制均由操作系统完成。

（六）操作步骤

1. 选择合适的离心管和转子 根据待离心的溶液性质及体积选择合适的离心管，再根据离心管选择配备的转子（这类离心机可更换转子）或相应的离心机。

2. 通电及调参数 打开电源开关通道，然后调节所需转速、时间，甚至制冷温度。

3. 平衡离心管，对称放入转子两侧 离心管及其内容物若重量超过 2g，必须事先在天平上平衡，再对称放入转子两侧。若不平衡好，离心机会发生震动，这不仅可能损坏离心机，甚至可能带来安全隐患。若离心管及其内容物重量小于 2g，则一般不需要在天平上平衡，只要对称放入转子两侧即可。

4. 关紧离心机盖子 当离心管全部放入转子后，将离心机盖子关好。

5. 启动并观察工作状态 启动离心机离心，同时观察离心机运转是否稳定，声音是否平稳。若出现异常现象要立刻关机开盖检查，并进行重新平衡等处理。

（刘 昆）

第三节 分光光度计与酶标仪的原理与使用方法

一、分光光度计

分光光度计是将不同波长的混合光分成单一波长光谱，再测量某物质对这种特定波长光的吸收度（absorbance，A），从而对该物质进行定性和定量分析。利用这类仪器测量的技术也称分光光度法（spectrophotometry）。

（一）实验目的

1. 了解分光光度计的基本原理。

2. 掌握分光光度计的使用方法与注意事项。

（二）基本原理

物质的吸收光谱与其本身的分子结构有关，不同物质由于其分子结构不同，对不同波长光线的吸收能力也不同。每种物质都具有特异的吸收光谱，即某物质对此单一波长光谱的吸收量最多，称为特征性吸收光谱（或称为最大吸收波长）；在一定条件下，其吸收程度与该物质浓度成正比，因此可利用各种物质不同的吸收光谱及其强度，对不同物质进行定性和定量的分析。

该仪器主要用于测量溶液中可溶性物质的浓度。大多数物质本身具有一定的颜色，也有一些物质本身虽是无色的，但加入适当的试剂后可生成有色的物质；溶液的浓度越大，其颜色越深，且对光的吸收量越大。这样可通过测定比较溶液在某一波长下的吸光度值来确定溶液的浓度；若直接测量物质的浓度，则需要选用波长短、能量大的紫外光测量物质吸光度值来确定溶液的浓度，其灵敏度略低于有色物质。这类方法称作比色分析法。比色分析法又分为光电比色法和分光光度法，本节只讨论分光光度法。

分光光度法不仅可用于可见光的光波分析，还可用于紫外光区（＜400nm）和红外光区（＞750nm），对无色溶液也能测定，具有较大的应用范围。利用分光光度法可测定共存于同一溶液中的两种或两种以上的物质。分光光度法不仅可以测定溶液中物质的含量，还可以借助测定物质的吸收光谱鉴定物质的种类。

分光光度法具有灵敏度强、精确度高、操作简便快速，对于复杂的组分系统，无须分离即可检测出其中所含的微量组分的特点，因此分光光度计目前已成为生物化学研究和医院的检验部门广泛使用的仪器之一。

分光光度计能从混合光中细分出各种不同波长的光，根据溶液中所含物质的种类选择各物质吸收最大的波长即可测定两种以上不同的物质。

分光光度计只是测量溶液中物质的吸光度，而溶液的浓度是要将吸光度值代入Lambert-Beer 定律公式计算得出。该定律阐明了溶液对单色光吸收的多少与溶液浓度及溶液厚度之间的关系。

1. 朗伯（Lambert）定律　当一束单色光垂直通过一均匀的溶液时，一部分光会被溶液吸收，因此光线的强度会减弱。设：入射光强度为 I_0，溶液的厚度为 L，出射光即透过光强度为 I，则 I/I_0 表示光线透过溶液的程度，称为透光度（transmittance，T）。若溶液的浓度不变，则透过溶液的厚度越大，光线强度的减弱越显著，即光吸收的量与溶液的厚度呈比例关系，Lambert 定律证明：

$$\lg I_0/I=K_1L \quad (1\text{-}1\text{-}6)$$

式中，K_1 是常数，L 为溶液的厚度（光径，cm）。

2. 比尔（Beer）定律　当一束单色光通过溶液介质时，若溶液的厚度不变而浓度不同时，溶液的浓度越大，则光吸收量越大，透过光的强度越弱，即溶液对光的吸收与溶液的浓度成比例关系，Beer 定律可用下式表示：

$$\lg I_0/I=K_2C \quad (1\text{-}1\text{-}7)$$

式中，K_2 是常数，C 为溶液的浓度（g/L）。

3. Lambert-Beer 定律　如果同时考虑液层厚度和溶液浓度对光吸收的影响，将式（1-1-6）与式（1-1-7）合并，则：

$$\lg I_0/I=KCL \quad (1\text{-}1\text{-}8)$$

此公式为 Lambert-Beer 定律的数学形式。

因 $T=I/I_0$，$-\lg T=\lg I_0/I$，令 $A=\lg I_0/I$，则 $A=-\lg T=KCL$，即 $A=KCL$。　（1-1-9）

T 为透光度；A 为吸光度（光密度、消光度）；K 为常数（消光系数），表示物质对光线吸收的能力，常用表示方法有百分浓度消光系数和摩尔浓度消光系数两种。

百分浓度消光系数：即以百分浓度来表示的消光系数，它等于溶液浓度为 1%、液层厚度为 1cm 时的光密度值。

摩尔浓度消光系数：即以摩尔浓度来表示的消光系数，它等于溶液浓度为 1mol/L、液层厚度为 1cm 时的光密度值。

消光系数是物质的重要特性，它与入射光的波长以及溶液的性质和温度有关，也与仪器的质量有关。在入射光波长、溶液种类和温度一定的条件下，消光系数是一个定值，通过实验可以测得。消光系数值越大，该物质吸收光的能力越强，测定的灵敏度越高。

（三）分光光度法求浓度的方法

1. 用标准管法计算待测液浓度　实际测量过程中，用一已知浓度的标准液和一未知浓度的待测液经同样处理显色，读取吸光度，就可以得出下列算式：

$$A_{标}=KC_{标}L，A_{测}=KC_{测}L \quad (1\text{-}1\text{-}10)$$

由于两种溶液的液层厚度相等，即 L 值相等。另外温度相同，而且是同一物质的两种不同浓度，在测定时所用波长也相同，所以 K 值相等，故通过式（1-1-11）推导，就能够计算出待测液的浓度。

$$\frac{A_{测}}{A_{标}}=\frac{KC_{测}L}{KC_{标}L} \quad (1\text{-}1\text{-}11)$$

分子与分母约去 K 和 L，得

$$C_{测} = \frac{A_{测}}{A_{标}} \times C_{标} \tag{1-1-12}$$

式中，$C_{标}$=标准液浓度，$A_{标}$=标准液吸光度，$C_{测}$=待测液浓度，$A_{测}$=待测液吸光度。

2. 用标准曲线法求出待测液的浓度　当要求获得精确的待测液浓度时需要采用标准曲线法查出待测液浓度。先配制一系列浓度由低到高的标准液，按测定管同样方法处理显色，在最大吸收波长处读取各管吸光度。以各标准管吸光度 A 为纵轴，各标准管溶液浓度为横轴，在方格坐标纸上作图得标准曲线。在标准液的一定浓度范围内，溶液的浓度与其吸光度之间呈线性关系。以后进行测定时，只要待测液在相同条件及相同最大吸收波长处读取吸光度 A，就可从标准曲线上查得该待测液的相应浓度。需要特别指出的是，在制作标准曲线时，至少需配制 5 种浓度递增的标准液，测出的数据至少要有 4 个点（80%的点）落在直线上，这样的标准曲线才有效。

标准曲线范围选择在待测物浓度 0.5～2 倍之间较好，并使吸光度在 0.05～1.00 范围为宜，所作标准曲线仅供短期使用。当待测液吸光度超过标准液最低或最高吸光度范围时，应调整标本稀释度，或重新制备相适应的标准液浓度梯度，然后再测定。标准曲线制作与待测液应在同一台仪器上进行。

（四）分光光度计的类型

分光光度计按照波长及应用领域的不同可以分为：

1. 可见光分光光度计　测定波长范围为 381～780nm 的可见光区。

2. 紫外分光光度计　测定波长范围为 200～380nm 的紫外光区。

3. 红外分光光度计　测定波长范围为大于 780nm 的红外光区。

4. 荧光分光光度计　用于扫描液相荧光标记物所发出的荧光光谱。

5. 原子吸收分光光度计　光源发出被测的特征光谱辐射，被经过原子化器之后的样品蒸气中的待测元素基态原子所吸收，通过测定特征辐射被吸收的大小来求出被测元素的含量。

生物和医学领域应用最多的是可见光分光光度计和紫外分光光度计。

（五）分光光度计的基本结构

以最常用的可见光分光光度计和紫外分光光度计为例介绍分光光度计的基本结构，一般包括光源、单色器、比色杯、检测室、检测器和显示器六大部分。

1. 光源　是指一种可以发射出供溶液或物质选择性吸收的光。光源应在一定光谱区域内发射出连续光谱，并有足够的强度和良好的稳定性，在整个光谱区域内光的强度不应随波长有明显的变化。实际上许多光源的强度都随波长变化而变化。为了解决这一问题，在分光光度计内装有光强度补偿装置，使不同波长下的光强度达到一致。

可见光分光光度计常用光源是钨灯，能发射出 350～2500nm 波长的连续光谱，适用范围是 360～1000nm。现今常用光源是卤钨灯，其特点是发光效率高，使用寿命长。

紫外分光光度计常用氘灯作为光源，其发射波长的范围为 150～400nm。因玻璃吸收紫外光而石英不吸收紫外光，故氘灯灯壳用石英制成。为了使光源稳定，分光光度计均配有稳压装置。氘灯使用寿命较短，且昂贵，因此使用时注意控制好用灯时间。

2. 单色器　将来自光源的复合光分散为单色光的装置称为分光系统或单色器。单色器可分成滤光片、棱镜和光栅。滤光片能让某一波长的光透过，而其他波长的光被吸收。棱镜是用玻璃或石英材料制成的一种分光装置，其原理是利用光从一种介质进入另一种介质时，光的波长不同在棱镜内的折射率不同而将不同波长的光分开，玻璃棱镜色散能力大分光性能好能吸收紫外线而用于可见光分光光度计，石英棱镜可用于可见光和紫外分光光度计。光栅是目前分光光度计最常用的分光装置，其特点是波长范围宽，可用于紫外、可见和近红外光区，而且分光能力强，光谱中各谱线的宽度均匀一致。

3. 比色杯　比色杯常用无色透明、耐腐蚀和耐酸碱的玻璃或石英材料做成，是用于盛放待比色溶液的一种装置。玻璃比色杯用于可见光区，而石英比色杯用于紫外光区，比色杯的光径为 0.1～10cm，一般为 1cm。同一台分光光度计上的比色杯，其透光度应一致，在同一波长和相同溶液下，比色杯间的透光度误差应小于 0.5%。

4. 检测室　在检测室开口处有盖子，当关上盖子后检测室成了暗室。检测室内有放置比色杯的架子；检测室一侧内壁有让单色光射出的小孔，用于测量比色杯的吸光度。

5. 检测器　是将透过溶液的光信号转换为电信号，并将电信号放大的装置。常用的检测器为光电管和光电倍增管。

6. 显示器　是将由光电管或光电倍增管放大的电流通过仪表显示出来的装置。常用的显示器有检流计、微安表、记录器和数字显示器。检流计和微安表可显示透光度（T%）和吸光度（A）。数字显示器可显示 T%、A 和 C（浓度）。

（六）操作步骤

722 型分光光度计是一种简洁易用的分光光度计，以新近升级版的 722 型分光光度计为例介绍分光光度计的使用。该型号仪器的特点是用液晶板直接显示透光度和吸光度，用光栅作单色器，系统由芯片控制，简化操作，使用方便，灵敏度高，稳定性好。

1. 接通电源　开启电源开关，指示灯亮，仪器开始系统自检，预热 10min。

2. 选择波长　通过按波长选择键（如“Goto λ”键）选择所需特征性光谱波长，然后按确认键（“Enter”键）。

3. 放置比色杯　将空白液、标准液和待测液分别装入相应比色杯中，液体量占比色杯高度的 2/3 即可。用擦镜纸清洁比色杯外表面（即检测时光穿越的玻璃面）。然后依次放入检测室内的比色杯架上，先使空白液对准光路，然后关盖。

4. 调零　按调零键（“Zero”键），仪器自动将空白液的吸光度 A 调为 0，即把空白液中所有物质的吸光度值都人为地转变为 0（读数显示为“0.000”），由于空白液中没有待测物质，因此待测物质的吸光度不受影响。

5. 读取标准液和待测液吸光度　移动拉杆，使装标准液的比色杯对准光路，显示器自动读出标准液吸光度（$A_{标}$），然后依次拉动拉杆，显示器分别显示待测液的吸光度（$A_{测}$）。吸光度值应保留小数点后 3 位数。

6. 检测结束　打开检测室盖，取出比色杯，倾去比色液，用水冲洗干净，倒置于铺有滤纸的平皿中（注意：不能刷洗或用粗糙的布擦洗比色杯）。

7. 关闭电源　关闭电源开关，拔去电源插头。检查检测室内是否有液体溅出并擦净。

待测液浓度获得见前述“分光光度法求浓度的方法”。

（七）注意事项

1. 分光光度计是精密仪器，要注意防震、防潮、防光和防腐蚀。仪器须安置在稳固的工作台上，且放在干燥的地方，避免强光照射，仪器上面禁止放试管架或试剂瓶等。操作时，动作轻柔，以防损坏仪器的配件。

2. 手持比色杯的毛面（粗糙面），不可用手或滤纸等摩擦比色杯的透光面；比色杯先用蒸馏水冲洗，再用比色液润洗后才能装比色液。盛装比色液时，约达比色杯 2/3 体积，不宜过多或过少；须用绸布或擦镜纸清洁比色杯的透光面，才能放入检测室内的比色架上。比色杯用后应立即用水冲洗干净。若不能洗净，用 5%中性皂溶液或洗洁精稀溶液浸泡，然后用水冲净倒置晾干。

3. 测定溶液浓度的吸光度值在 0.1～0.8 范围内最符合光吸收定律，线性好、读数误差较小。如吸光度不在 0.05～1.0，可适当稀释或加浓比色液再进行比色。

4. 仪器连续工作的时间不宜过长，连续使用不应超过 2h，必要时可间歇 0.5h 再用。仪器用完之后，须切断电源，套上干净的布罩。仪器较长时间不使用，应定期通电，使用前预热。

（张冬云）

二、酶　标　仪

（一）实验目的

1. 了解酶标仪的操作流程。

2. 熟悉酶标仪的使用方法。

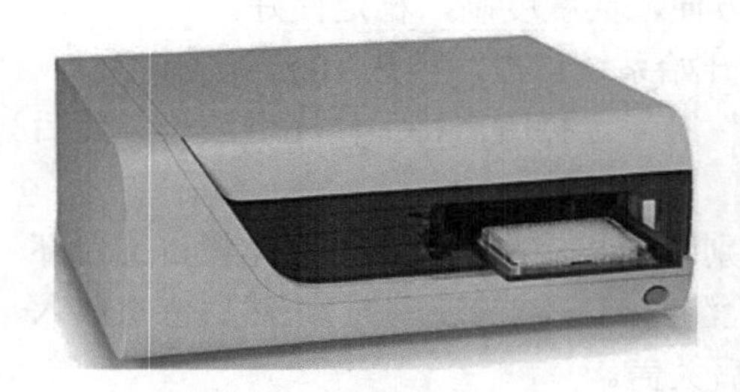

图 1-1-4　酶标仪

（二）基本原理

酶标仪是酶联免疫吸附试验的专用仪器，又称微孔板检测器。可简单地分为半自动和全自动两大类，但其工作原理基本上都是一致的，其核心是一个比色计，即用比色法来进行分析。测定一般要求测试液的最终体积在 250μL 以下，用一般光电比色计无法完成测试，因此对酶标仪（图 1-1-4）中的光电比色计有特殊要求。

（三）操作步骤

1. 准备工作

（1）打开酶标仪开关，仪器开始自检，多孔板托架自动弹出，预热 15min 以上。

（2）打开电脑，点击桌面上的 KCjunior 软件，出现带“This product is licensed to huashida gene 5270201”字幕的对话框，单击 OK，进入软件界面。

（3）界面有 5 个选项——Read Plate，Open Results，New Protocol，Open Protocol，Modify Protocol。

（4）如果初次检测，单击 New Protocol 建立方法；如果有已建好的方法，单击 Modify Protocol。

2. 建立方法

（1）单击 New Protocol 后进入 Protocol Definition 对话框，在 General Information 菜单下输入 Protocol Name，Protocol Description 中输入对此方法的描述，若不需要填写此项可空。

（2）在 Read Method 菜单下设置读板方法（有 End Point，Multiwavelength，Dynamtic 等）。

（3）在 Primary Wavelength 中输入主波长，如有参比波长（Reference Wavelength）也需输入。

（4）在 Template 菜单下的 Well Type Selection 中，根据多孔板的位置选择所设定的 Blank 和待测的 Sample。

（5）在 Shake Mode 处，还可以选择振动模式和强度；建好方法后，点击确定。

3. 读取数据　将多孔板放入酶标仪，其缺角与托架上的对应；单击 Read Plate，在 Result ID 中随便输入信息或缺省，在 Plate Number 中输入板号后，多孔板进入仪器开始读取数据。

4. 数据输出　待酶标仪读取完数据后，多孔板托架自动弹出，选择 Result 菜单下的 Export Date，即将所测数据导入 Excel 表格；保存所测数据，关闭 KCjunior 软件，此时也可将建立的方法进行保存。

5. 关闭仪器　取下多孔板，轻按酶标仪开关上方的小按钮，托架滑入仪器，这时关闭仪器开关，最后关闭电脑及显示器开关。

（四）注意事项

1. 使用移液器加液时，移液器枪头不能混用。

2. 洗板要干净，避免交叉污染。

3. 严格按照试剂盒的说明书操作，反应时间准确。

4. 请勿将样品或试剂洒到仪器表面或内部，操作完成注意做好清洁工作。

5. 不要在测量过程中关闭电源。

（付　欣）

第四节　核酸电泳与蛋白电泳的原理与使用方法

（一）实验目的

1. 了解常见电泳仪的工作原理。

2. 掌握常见电泳仪的使用方法与注意事项。

（二）基本原理

电泳（electrophoresis）是在电场作用下，带电粒子向着与其所带电荷相反的电极移动的现象。利用这一特性来分离、纯化、鉴定和定量分析生物大分子和带电粒子的技术称为电泳技术（electrophoretic techniques）。

目前，各类电泳技术作为一种分离手段已广泛用于生物大分子的分离、分析的研究中，以及用于测定它们的分子量、等电点等工作中。

1. 电泳的分类　一般按电泳的原理将电泳分离系统分为三种方式：自由界面电泳（无支持介质）、区带电泳（有支持介质）和稳态电泳或置换（排代）电泳。

（1）自由界面电泳（free electrophoresis）：是胶体粒子依各自的泳动速度移动，在胶体溶液与溶剂间形成界面的一种电泳，无须支持介质。

（2）区带电泳：区带电泳（zone electrophoresis）中样品分子在介质上或介质中迁移，最终被分离成独立的区带，这是现在最常用的电泳方式。本节将介绍有支持介质的区带电泳。区带电泳是在固相或半固相胶状介质上加一个点或一薄层样品溶液，然后加电场，分子在固相支持介质上或半固相支持介质中迁移。支持介质的作用主要是防止机械干扰和由于温度变化以及大分子溶液的高密度而产生的对流。但是支持介质有时会吸附不同分子或起分子筛作用（层析效应）而对分离起破坏或帮助的作用。

（3）稳态电泳（steady-state electrophoresis）或称置换电泳（displacement electrophoresis）：其电泳特点是分子颗粒的电泳迁移在一定时间后达到一个稳态。在稳态达到后，带的宽度不随时间而变化，等电聚焦和等速电泳基本属于这一类。

2. 电泳的基本原理

（1）生物分子的电荷来源：电泳是离子在电场中通过介质的移动，因此电泳分离生物大分子的前提是生物大分子颗粒需要带电。生物大分子如蛋白质、核酸、多糖等常以颗粒分散在溶液中，它们的净电荷取决于介质的H^+浓度或与其他大分子的相互作用。下面以蛋白质为例介绍其电荷来源。

蛋白质称为两性电解质，蛋白质肽链两端的氨基末端和羧基末端，以及蛋白质侧链上一些酸碱基团，如 Asp 的β-COOH、Glu 的γ-COOH、Lys 的ε-NH_2、His 的咪唑基、Arg 的胍基可解离，氨基等碱性基团是质子受体，羧基等酸性基团是质子供体。

在某一 pH 条件下，蛋白质分子所带的正负电荷数相等，即净电荷为零，此时为蛋白质的等电点（pI），蛋白质质点在电场中不移动；当体系 $pH>pI$ 时，蛋白质分子会解离出H^+而带负电，从而在电场中向阳极移动；当体系 $pH<pI$ 时，蛋白质分子会结合 H^+而带正电，从而在电场中向阴极移动。

特定蛋白质的等电点取决于它的氨基酸组成。对于不同蛋白质，彼此的等电点范围很宽，在一定 pH 时，不同蛋白质分子所带电荷的电性和电量不同，由此可进行蛋白质的分离和分析。

（2）电泳的迁移率：在电场中，带电颗粒向阴极或阳极迁移。如果把生物大分子的胶体溶液放在一个没有干扰的电场中，使颗粒具有恒定迁移速率的驱动力来自于颗粒上的有效电荷和电场的电位梯度；同时存在颗粒与介质的摩擦阻力的抗衡。

不同的带电颗粒在同一电场的运动速度不同，可用迁移率来表示。迁移率（mobility，m）是指带电颗粒在单位电场强度下的泳动速度，即在电场强度 E 的影响下，颗粒在时间 t 中的迁移距离 d：

$$m=\frac{d}{t\cdot E} \tag{1-1-13}$$

或

$$m = v / E \qquad (1\text{-}1\text{-}14)$$

其中，v 代表移动速度，单位是 cm/s，电场强度 E 的单位是 V/cm（V 为电压），迁移率的单位是 cm^2/（s・V）。

带电颗粒在电场中的迁移速度与本身所带的净电荷的数量、颗粒大小和形状有关，一般来说，所带静电荷越多，颗粒越小，越接近球形，则在电场中迁移速度越快；反之越慢。

（3）影响电泳速度的因素

1）影响电泳速度的内在因素：具有两性解离的生物分子在某个 pH 条件下电离后所出现的电性和电量是决定其电泳速度的主要因素，其次生物分子的分子量也是影响其电泳速度的重要因素，此外生物分子的形状也对其电泳速度产生影响。

2）影响电泳速度的外在因素

A. 溶液 pH：pH 决定被分离生物分子的解离程度、带电性质和所带净电荷量。因此需选择合适的 pH，使欲分离的各种生物分子所带电荷的电性相同，但是电量有较大的差异，以利于彼此的分离。

B. 电场强度：是指单位长度（cm）的电势差，也称电势梯度。如以醋酸纤维素膜作支持物，其两端浸入到电极液中，电极液与滤纸交界面的纸长为 20cm，测得的电势差为 200V，那么电场强度为 200V/20cm=10V/cm。当电压在 500V 以下，电场强度在 2～10V/cm 时为常压电泳；电压在 500V 以上，电场强度在 20～200V/cm 时为高压电泳。电场强度越大，则带电颗粒迁移越快，电泳时间越短，但因此产生热量也越大，应配备冷却装置以维持恒温。反之，电场强度越小，则带电颗粒迁移越慢，电泳时间越长。

C. 溶液离子强度：离子强度决定了大分子颗粒的电动电位。带电颗粒的迁移率与离子强度的平方根成反比，即电泳液中的离子浓度增加时会引起带电颗粒迁移率的降低。其原因是带电颗粒吸引与其电性相反的离子聚集在其周围，形成一个与带电颗粒电性相反的离子层，离子层不仅降低带电颗粒的带电量，同时增加颗粒前移的阻力，甚至使其不能泳动。离子强度越低，则欲分离组分的迁移速度越快；但离子强度太低则缓冲能力太小，不易维持溶液的 pH，影响质点的带电量，改变泳动速度。因此合适的离子强度范围在 0.01～0.20mol/L。

D. 电渗现象：在电场作用下液体对于固体支持介质的相对移动称为电渗（electroosmosis）。电泳时，带电颗粒的迁移速度是颗粒本身的迁移速度与由于电渗携带颗粒的移动速度之矢量和。为消除电渗现象，应尽可能选择无电渗的电泳介质。

E. 电泳支持介质：要求介质均匀，对样品吸附力小。

F. 温度：电泳过程中会产热，造成样品扩散及烧焦，因此需控制电压或电流，或安装冷却系统。

（4）影响电泳分辨率的因素：电泳中的介质是影响电泳分辨率的一个很重要的因素。由于样品的扩散和电渗会干扰样品的分离，可使用支持介质以防止电泳过程中的电渗和扩散。支持介质必须具有化学惰性、均匀、化学稳定性好，为了减少电渗，需选择无电渗的凝胶介质。

电压及冷却系统也会影响电泳的分辨率。高电压（电场强度）可以提高电泳的分辨率，但高电压会导致凝胶过热甚至烧胶，因此凝胶的良好散热性是非常重要的，为此可以使用薄的平板胶及采用冷却装置。

缓冲系统由于影响样品的电荷密度以及溶解性、稳定性等，会对电泳的分辨率造成影响。

（三）电泳的支持介质

采用支持介质的目的是防止电泳过程中的对流和扩散，使被分离的成分得到最大分辨率的分离。为此，支持介质应具备以下特性：化学惰性，不干扰大分子的电泳过程，化学稳定性好，均匀，重复性好和电渗小等。

固体支持介质可以分为两类：一类是无阻滞固体支持介质，如纸、醋酸纤维素膜、硅胶、矾土、纤维素等。这些介质相对来说是化学惰性的，能将对流减到最小，使用这些支持介质进行蛋白质分离主要是基于 pH 环境中的蛋白质的电荷密度。另一类是高密度凝胶，如聚丙烯酰胺凝胶、琼脂糖凝胶和淀粉。与无阻滞固体支持介质相比，高密度凝胶不仅能防止对流，把扩散减到最小，而且它们是多孔介质，孔径尺寸和生物大分子具有相似的数量级，因而具有分子筛效应。使用高密度凝胶进行分离不仅取决于大分子的电荷密度、分子量和形状，还取决于凝胶孔径大小。

现在应用最多的支持介质是聚丙烯酰胺凝胶和琼脂糖凝胶，有时会使用醋酸纤维素薄膜，而其他的支持介质很少使用或已被淘汰。

聚丙烯酰胺凝胶的孔径大小与蛋白质分子同数量级，因此对蛋白质具有分子筛效应，目前常用于分离蛋白质。琼脂糖凝胶的孔径较大，对大多数蛋白质仅有很小的分子筛效应，但适合于分子量更大的核酸分离。下面介绍现在常用的支持介质。

1. 醋酸纤维素薄膜（cellulose acetate membrane） 是将纤维素的羟基乙酰化形成纤维酯，然后将其溶于有机溶剂后涂抹成均匀的薄膜，干燥后就成为醋酸纤维素薄膜。这种薄膜对蛋白质样品吸附性小，基本上没有脱尾现象产生。又因为薄膜的亲水性比较小，它所容纳的缓冲液少，电泳时电流的大部分由样品传导，所以电泳时间短，分离速度快，可将不同样品分离成为明显的细带，分辨率一般。用醋酸纤维素薄膜作支持介质的电泳操作简单、快建、价廉，目前多用于临床检验和医学上的常规分析。

2. 聚丙烯酰胺凝胶（polyacrylamide gel） 是由单体丙烯酰胺（acrylamide，Acr）和交联剂 *N,N′*-甲叉双丙烯酰胺（*N,N′*-methylenebisacrylamide，Bis）在催化剂和增速剂的作用下聚合而成的三维网状结构的凝胶。丙烯酰胺、双丙烯酰胺和聚丙烯酰胺的化学结构见图 1-1-5。

（1）丙烯酰胺和 *N,N′*-甲叉双丙烯酰胺的特性：丙烯酰胺单体和 *N,N′*-甲叉双丙烯酰胺单体在固体状态时相对比较稳定，可在室温下至少保存 1 年，但它们在溶液状态时不稳定，故应存放在棕色瓶中避光保存，否则会发生聚合。30%的丙烯酰胺溶液只能在 4℃保存 1 个月。丙烯酰胺在储存期间（在酸、碱条件下）会水解成丙烯酸而增加电泳时的电渗现象和减慢电泳迁移率。故单体试剂最好新鲜配制。

应该注意的是，丙烯酰胺单体和 *N,N′*-甲叉双丙烯酰胺单体都具神经毒性，特别是固体粉剂，在操作过程中应采取预防措施。

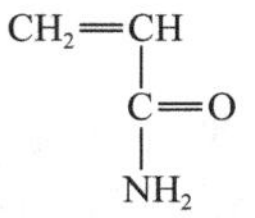

$CH_2{=}CH$
|
$C{=}O$
|
NH_2
丙烯酰胺

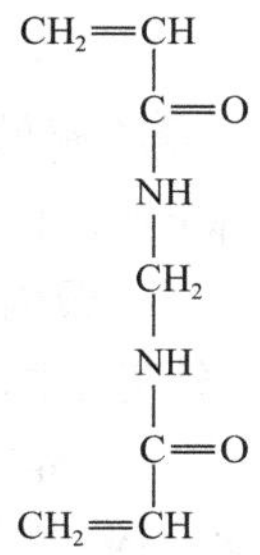

$CH_2{=}CH$
|
$C{=}O$
|
NH
|
CH_2
|
NH
|
$C{=}O$
|
$CH_2{=}CH$
N,N'-甲叉双丙烯酰胺

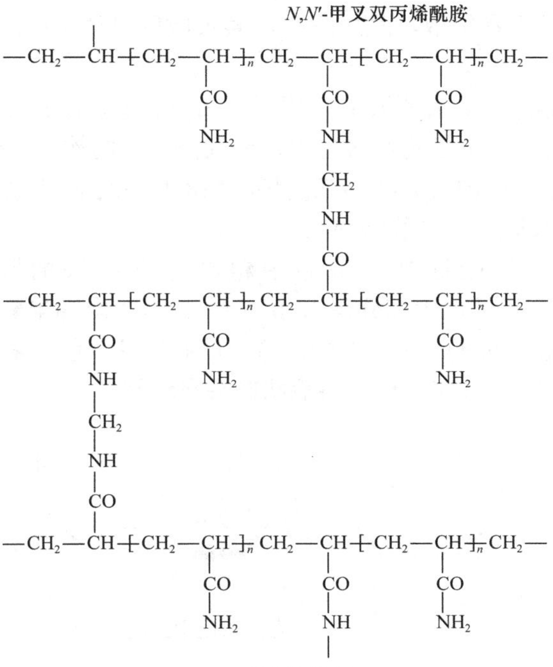

$-CH_2-CH+CH_2-CH+_n CH_2-CH+CH_2-CH+_n CH_2-$
CO　CO　CO
NH_2　NH　NH_2
CH_2
NH
CO
$-CH_2-CH+CH_2-CH+_n CH_2-CH+CH_2-CH+_n CH_2-$
CO　CO　CO
NH　NH_2　NH_2
CH_2
NH
CO
$-CH_2-CH+CH_2-CH+_n CH_2-CH+CH_2-CH+_n CH_2-$
CO　CO　CO
NH_2　NH　NH_2
聚丙烯酰胺

图 1-1-5　丙烯酰胺、*N,N'*-甲叉双丙烯酰胺和聚丙烯酰胺的化学结构

（2）聚丙烯酰胺凝胶的形成：丙烯酰胺和 *N,N'*-甲叉双丙烯酰胺在增速剂和催化剂的作用下通过聚合而形成聚丙烯酰胺凝胶，聚合反应分为化学聚合和光化学聚合。

1）化学聚合：一般用过硫酸铵作催化剂，*N,N,N',N'*-四甲基乙二胺（TEMED）作增速剂。碱性条件下 TEMED 催化过硫酸铵生成硫酸自由基，接着硫酸自由基的氧原子激活丙烯酰胺单体并形成长链，*N,N'*-甲叉双丙烯酰胺再将长链连成网状结构。增加过硫酸铵和 TEMED 的浓度可加速聚合。采用化学聚合法制备的凝胶孔径小且重复性好，此法应用较多。

2）光化学聚合：一般用核黄素作催化剂，TEMED 作增速剂，在光照及少量氧的条件下，核黄素被氧化成有自由基的黄素环而引发聚合。此法制备的胶孔径较大且不稳定，但用此法进行酸性凝胶的聚合效果比较好。

（3）聚丙烯酰胺凝胶的孔径及分子筛效应：由于聚丙烯酰胺凝胶是多孔介质且孔径大小与蛋白质有相似的数量级，从而能主动参与生物分子的分离，因此具有分子筛效应。凝胶的孔径大小、机械性能、弹性、透明度及聚合程度取决于 *T* 和 *C*，*T* 为 Acr 和 Bis 的总浓度（%），C为交联浓度（%）。

一般来说，当C保持恒定时，凝胶有效孔径随着T的增加而减少；当T保持恒定，C为4%～5%时，有效孔径最小；C高于或低于此值则孔径变大；C大于5%时，凝胶变脆，且相对比较疏水，一般不宜使用。由于聚丙烯酰胺凝胶的孔径大小与蛋白质分子为同数量级，因此可利用孔径不同的凝胶来分离不同大小的蛋白质分子。

（4）聚丙烯酰胺凝胶的优点：在一定浓度时，凝胶透明，有弹性，机械性能好；化学性能稳定，与被分离物不起化学反应；对pH和温度变化较稳定；几乎无电渗作用，样品分离重复性好；样品不易扩散，且用量少，其灵敏度可达10^{-6}g；凝胶孔径可调节；分辨率高。

（5）聚丙烯酰胺凝胶的应用范围：可用于蛋白质、酶、核酸等生物大分子的分离、定性、定量及制备，并可测定分子量和等电点，研究蛋白质的构象变化等。聚丙烯酰胺凝胶可用于常规及十二烷基硫酸钠（SDS）-聚丙烯酰胺凝胶电泳，等电聚焦电泳，双向电泳，聚丙烯酰胺梯度凝胶电泳及蛋白质印迹等。

3. 琼脂糖凝胶 琼脂糖是从琼脂中精制分离出来的胶状多糖（gel-forming polysaccharide）。它的分子结构大部分是由β-（1→3）-D-吡喃半乳糖和α-（1→4）-3,6-二脱水-D-吡喃半乳糖交替而成的（图1-1-6）。琼脂糖通常是白色粉末，为中性物质，不带电荷，它在密封容器里可保存几年，但在溶液状态会自动裂解。

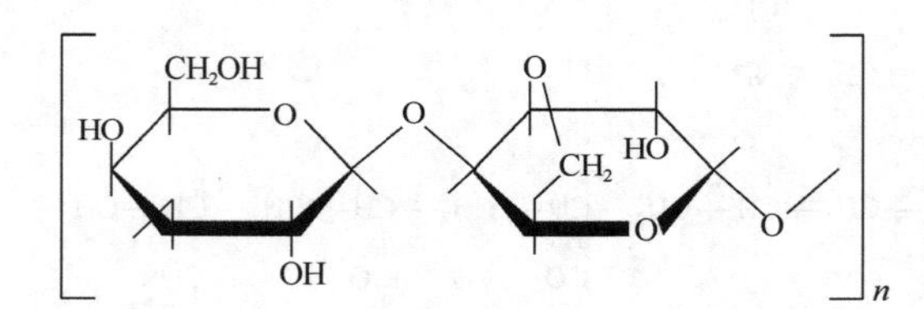

图1-1-6 琼脂糖的化学结构

（1）琼脂糖作为支持介质的优点：琼脂糖也是电泳常用的一种支持介质，这是由于它作为电泳基质有如下的优点。

1）琼脂糖凝胶是具有大量微孔的基质，其孔径尺寸取决于它的浓度。0.075%琼脂糖的孔径为800nm，0.16%的孔径为500nm，1%琼脂糖的孔径为150nm，这是通常使用的浓度。它可以分析大到百万道尔顿分子质量的大分子，如核酸。但电泳分辨率低于聚丙烯酰胺凝胶。

2）琼脂糖具有较高的机械强度，允许在1%或更低的浓度下使用。且在这种浓度下仍然有筛分和抗对流的特性。但一般来说，它的机械强度低于聚丙烯酰胺凝胶。

3）琼脂糖无毒。琼脂糖形成胶凝过程中无须催化剂，呈生物中性，与别的生物只有很小量的结合。

4）染色、脱色程序简单、快速，背景色较低。

5）琼脂糖凝胶有热可逆性、低胶凝温度及低熔点的琼脂糖可以容易地回收样品，对那些温度敏感的生物大分子，常用琼脂糖电泳进行分离及回收。

6）琼脂糖凝胶很容易干成薄膜，而不龟裂，适于光密度扫描和永久保存。

（2）琼脂糖的主要性能

1）电内渗：是琼脂糖电泳过程中的一种重要现象。它是由琼脂糖多糖骨架上的带电基团，主要是硫酸酯和丙酮酸盐引起的。与凝胶中的这些阴离子基团相结合的是向阴极迁移的水合抗衡离子，水也因此而被这些离子推向阴极。

对于一些电泳，如对流电泳，电内渗是有益的，因为它将增加阳离子蛋白的分辨率，如高电渗的琼脂糖对免疫球蛋白 IgG 和 IgM 的分离效果最好。电内渗的高低对 DNA 的分离没有显著的影响。不过对于等电聚焦电泳必须使用零电内渗琼脂糖，如凝胶介质有电内渗，会使 pH 梯度向阴极漂移。

2）胶凝温度：将琼脂糖溶液加热至 90℃以上熔解，然后将温度下降到某一温度时由液态转变为不流动的固态，此温度即凝固点，称胶凝温度。一般为 35～43℃。但用于制备的琼脂糖，胶凝温度需低于 30℃。琼脂糖在溶液中分子呈自由卷曲状态，在胶凝的最初阶段变为双螺旋，然后变成双螺旋束而凝固成胶。

3）熔化温度：是指加热凝固后的凝胶由固态转变为液态时的温度，即熔化点。一般在 75～90℃。但用于制备目的的低熔点琼脂糖其熔化温度需低于 30℃，以便重新熔化琼脂糖回收样品时，不破坏样品的分子结构。一般来说胶凝温度与熔化温度的差距越大越好。不同浓度的琼脂糖对胶凝温度和熔化温度的影响不大。

（3）琼脂糖凝胶的用途：一般常用 1%琼脂糖作为电泳支持物，琼脂糖凝胶主要应用于 DNA 分离、免疫电泳、蛋白质分离、蛋白质印迹、交变脉冲电场凝胶电泳及等电聚焦。

（四）电泳仪器

电泳系统一般由电泳槽和电源组成，若为高压电泳还需配备冷却装置；其中电泳槽是电泳系统的核心部分。

（1）电泳槽：现在最常使用的电泳仪器是凝胶电泳仪，凝胶电泳按电泳槽的形状分为圆盘电泳、垂直板凝胶电泳和水平板凝胶电泳）。

1）圆盘电泳（图 1-1-7A）：有上下两个电泳槽，上电泳槽有若干孔用于插电泳管，电泳管内的凝胶两端分别与上下电泳槽的电泳缓冲液直接接触。

由于圆盘电泳的各电泳管分别制胶，因此不够简便、均一、准确；电泳后凝胶难以从电泳管中取出进行染色。另外，上电泳槽的电泳液容易从未塞紧的孔中泄漏，造成短路、断路等。因此，现在圆盘电泳只在特殊需要时使用。

2）垂直板凝胶电泳（图 1-1-7B）：有上、下两个电泳槽，中间经垂直平板相连，制胶和电泳在两块垂直放置的平行玻璃板或塑料板之间进行，凝胶厚度一般为 0.75～3mm。由于同一块板上可同时电泳多个样品，因此均一、可靠，且凝胶板薄，表面积大，易于冷却，从而分辨率高。垂直电泳也采用凝胶与电泳缓冲液直接接触的方式。

3）水平板凝胶电泳（图 1-1-7C）：由分置于两侧的缓冲液槽以及中间的凝胶板组成，电泳缓冲液与凝胶之间通过滤纸桥或凝胶条搭接，即采用半干技术电泳；也可以直接接触。

垂直板凝胶电泳和水平板凝胶电泳是现在主要的电泳方式。

（2）电源：电源施加在支持介质上而形成电场，是带电生物大分子泳动的必要条件，一般要求是恒定的直流电。电泳的分辨率和电泳速度与电泳时的电压和电流密切相关。不同的电泳技术需要不同的电压，醋酸纤维素薄膜电泳只需要 100V 左右；聚丙烯酰胺凝胶电泳、SDS-聚丙烯酰胺凝胶电泳一般为60～100V。

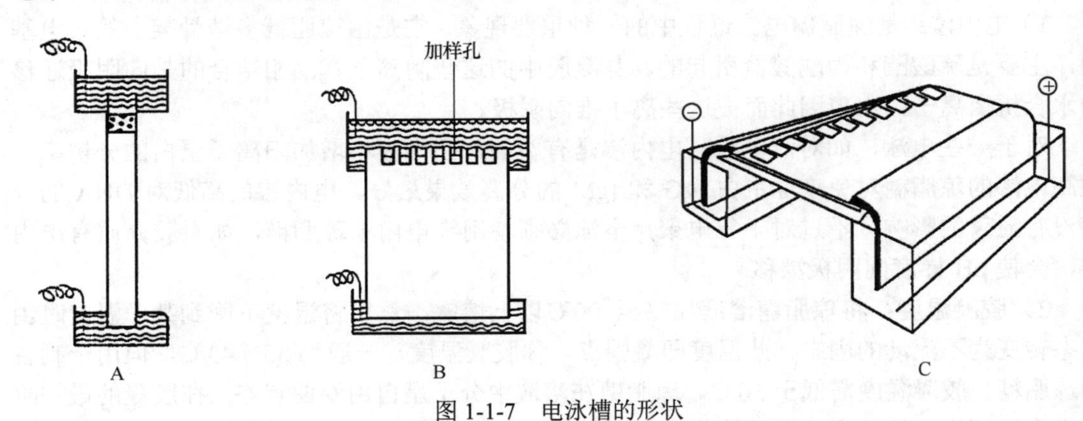

图 1-1-7 电泳槽的形状

A. 圆盘电泳；B. 垂直板凝胶电泳；C. 水平板凝胶电泳

（五）电泳样品的染色方法

经醋酸纤维素薄膜、聚丙烯酰胺凝胶、琼脂糖凝胶电泳分离的各种生物分子需用染色法使其在支持介质相应位置上显示出区带，从而检测其纯度、含量及生物活性。蛋白质、糖蛋白、脂蛋白、核酸及酶等均有不同的染色方法，下面介绍蛋白质和核酸的染色。

（1）蛋白质染色：染色液种类繁多，各种染色液染色原理不同，灵敏度各异。使用时可根据需要加以选择。常用的蛋白质染色方法有以下几种。

1）考马斯亮蓝 R_{250}（coomassie brilliant blue R_{250}）：分子量为824，最大吸收波长为560～590nm，染色灵敏度可达0.2～0.5μg，比氨基黑10B和考马斯亮蓝 G_{250} 高5倍。该染料是通过范德瓦耳斯力与蛋白质的碱性基团结合，适用于对蛋白质和肽染色。

2)考马斯亮蓝 G_{250}:考马斯亮蓝 G_{250} 只比考马斯亮蓝 R_{250} 多两个甲基,分子量为850,最大吸收波长为590～610nm。染色灵敏度不如考马斯亮蓝 R_{250}，近似于氨基黑10B，但却可克服考马斯亮蓝 R_{250} 在脱色时易溶解出来的缺点，而且染色快而简便，有时不需要脱色。

3）氨基黑10B（amino black 10B）：又称为萘酚蓝黑，分子量为751，最大吸收波长为620～630nm，是酸性染料，其磺酸基与蛋白质反应构成复合盐，是最常用的蛋白质染料之一。染色灵敏度比考马斯亮蓝 R_{250} 稍差，尤其对SDS-蛋白质染色效果不好。另外，氨基黑10B染不同蛋白质时着色度不等，因而扫描时误差较大。

（2）核酸染色：有的核酸染料可同时染DNA及RNA，如溴化乙锭；有的分别针对RNA或DNA染色。

1）溴化乙锭（ethidium bromide，EB）：这是现在最常用的核酸荧光染料，多用于观察琼脂糖凝胶电泳中的DNA、RNA区带。EB能插入核酸分子中碱基对之间，并与之结合。超螺旋DNA与EB结合能力小于双链闭环DNA，而双链闭环DNA与EB结合能力又小于线状DNA，可在紫外光（波长253nm）下观察荧光。如将已染色的凝胶浸泡在1mmol/L $MgSO_4$ 溶液中1h，可以降低未结合的EB引起的背景荧光，有利于检测极少量的DNA。

EB 染色灵敏度高，可检测凝胶中 1ng DNA、RNA；操作简单、快捷；多余的 EB 不干扰在紫外灯下检测荧光，染色后不会使核酸断裂，这是其他核酸染料做不到的。EB 产生的荧光在紫外光长时间照射下能被猝灭，也容易受一些化学物质的污染而猝灭。

值得注意的是，EB 染料是一种强烈的诱变剂，属于中度致癌物质，操作时应注意防护，戴上手套；实验室中的 EB 污染物应妥善处理。现在 EB 有被市场上推出的低毒核酸荧光染料取代的趋势。

2）吖啶橙（acridine orange）：染色效果不太理想，本底颜色深，不易脱掉。但却是较常用的核酸荧光染料，因为它能区别双链与单链核酸（DNA，RNA）。在紫外光照射下，对双链核酸显绿色荧光（530nm），如 DNA；对单链核酸显红色荧光（640nm），如 RNA。

3）焦宁 Y（pyronine Y）：此染料对 RNA 染色效果好，灵敏度高。RNA 在凝胶中检出的灵敏度为 0.3～0.5μg，脱色后凝胶本底颜色浅而 RNA 色带稳定，抗光且不易褪色。此染料最适浓度为 0.5%，低于 0.5%则 RNA 色带较浅，高于 0.5%也并不能增加对 RNA 的染色效果。

（六）常用电泳方法

主要电泳方法：①醋酸纤维素薄膜电泳；②琼脂糖凝胶电泳；③聚丙烯酰胺凝胶电泳；④SDS-聚丙烯酰胺凝胶电泳；⑤等电聚焦电泳；⑥免疫电泳；⑦电泳印迹（转移电泳）；⑧双向电泳；⑨毛细管电泳。其中 SDS-聚丙烯酰胺凝胶电泳与电泳印迹（转移电泳）常联合使用，称为免疫印迹（Western blotting），在本书的其他章节有专门介绍。下面介绍常用的醋酸纤维素薄膜电泳、琼脂糖凝胶电泳和聚丙烯酰胺凝胶电泳。

1. 醋酸纤维素薄膜电泳　醋酸纤维素薄膜电泳分离生物分子样品主要依赖电荷效应，而无分子筛效应，因而其分辨率不及凝胶电泳，但由于醋酸纤维素薄膜电泳操作简单、快速、价廉，目前仍广泛用于分析检测血浆蛋白、脂蛋白、糖蛋白、甲胎蛋白、脱氢酶、多肽及其他生物大分子，成为医学研究和临床检验的常用技术。

2. 琼脂糖凝胶电泳　将粉末状的琼脂糖与电泳缓冲液相混合，加热至 90℃左右时琼脂糖熔解，然后冷却至 40～45℃时，琼脂糖开始凝固，形成具有一定孔径的多孔凝胶。琼脂糖作为电泳支持介质有许多优点，首先琼脂糖凝胶结构均匀，含水量大（占 98%～99%），近似自由电泳，但样品扩散度小，对样品的吸附量极微，因此分辨率高。其次操作简单，电泳速度快；电泳后区带易染色和洗脱，区带清晰，利于定量测定；琼脂糖凝胶透明且无紫外吸收，其结果还可直接用紫外分光光度计进行检测。电泳后的凝胶可制成干膜而长期保存。

琼脂糖凝胶电泳分离生物大分子样品具有电荷效应，也具有分子筛效应，因此其分辨率比醋酸纤维素薄膜电泳好。目前琼脂糖凝胶电泳主要用于分离、鉴定大分子的核酸，如 DNA、RNA 鉴定，约可区分相差 100bp 的 DNA 片段。

3. 聚丙烯酰胺凝胶电泳（polyacrylamide gel electrophoresis，PAGE）　是以聚丙烯酰胺凝胶作为支持介质的电泳方法。PAGE 与琼脂糖凝胶电泳相比，琼脂糖凝胶孔径大，仅对少数分子量非常大的蛋白质有分子筛效应，现在主要应用于分子量很大的核酸的分离和鉴定。而 PAGE 则优点较多，孔径大小可以调节，对所有蛋白质、肽都有分子筛效应。其电渗低、分辨率高，因此，目前以它作支持介质的区带电泳应用最广。

由于蛋白质或核酸在不同浓度凝胶中的迁移率是随着凝胶总浓度的增加而降低的，所以在分离不同分子量的混合样品时，只有选择适宜凝胶浓度才能获得满意的分离效果。常用于分离血清蛋白的标准凝胶浓度为7.5%；用此浓度凝胶分离大多数生物蛋白质，一般也能获得较满意结果（图1-1-8，表1-1-1）。

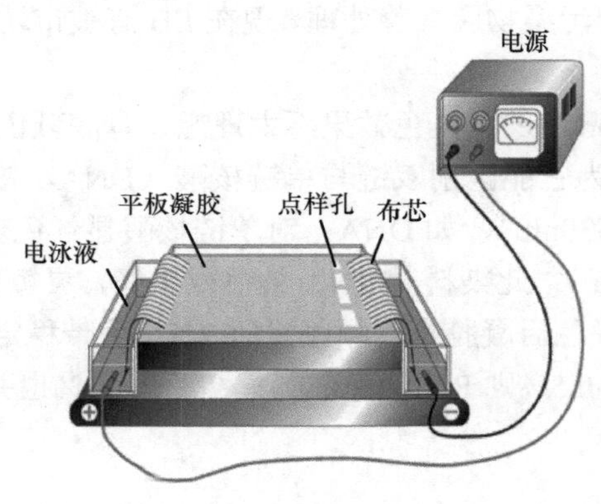

图 1-1-8 电泳仪

表 1-1-1 不同凝胶类型、浓度分离对应的 DNA 片段大小

凝胶类型及浓度	分离 DNA 片段的大小范围 (bp)
0.3%琼脂糖	1 000～50 000
0.7%琼脂糖	1 000～20 000
1.4%琼脂糖	300～6 000
4.0%聚丙烯酰胺	100～1 000
10.0%聚丙烯酰胺	25～500
20.0%聚丙烯酰胺	1～50

PAGE类型很多，按电泳系统的连续性分为连续与不连续两大类。

（1）连续性PAGE：早期用PAGE分离蛋白质是用连续电泳系统完成的。连续性PAGE是指电泳在缓冲液体系相同及凝胶孔径一致的系统中进行。其分子筛效应不明显，分辨率较低，只能用于分离组分比较简单的样品，现在已被不连续性PAGE代替。

（2）不连续性PAGE：是指电泳在缓冲液体系和凝胶孔径不同的系统中进行。带电颗粒在电场中移动时不仅有电荷效应和分子筛效应，还具有浓缩效应，使得其分辨率得到极大提高，由此该方法得以广泛应用。

1）浓缩效应：浓缩胶的不连续性体现在以下两点。

A. 凝胶孔径的不连续性：在两层凝胶系统中，浓缩胶的孔径大，分离胶的孔径小。在电场作用下，样品首先进入浓缩胶，由于其在大孔胶中泳动时遇到的阻力小，因而移动速度较快；当样品进入分离胶时，其在小孔胶中泳动时受到的阻力大，移动速度减慢，因而在两层凝胶交界处，因凝胶孔径的不连续性使样品迁移受阻而压缩成很窄的区带，这将极大地提高样品在分离胶中的分辨率。

B. 缓冲体系离子成分和pH及其所致的电位梯度的不连续性：在缓冲体系中存在三种不同的离子，即三羟甲基氨基甲烷（Tris）、盐酸（HCl）及甘氨酸。Tris的作用是维持溶液的电中性及 pH，是缓冲平衡离子；HCl 在溶液中易解离出 Cl^-，Cl^-在电场中迁移最快，走在最前面，称为快离子；甘氨酸 pI=6.0，在 pH 为 6.7 的浓缩胶缓冲体系中解离度很小，因而在电场中迁移很慢，称为慢离子。

当浓缩胶选用 pH 6.7 Tris-HCl 缓冲液、电极液选用 pH 8.3 Tris-甘氨酸缓冲液时，大多数蛋白质在上述两种 pH 缓冲液中解离后为带负电荷的离子。在浓缩胶中解离后的 Cl^-、甘氨酸根离子和蛋白质阴离子均为带负电荷的离子，并同时向正极移动，其泳动速度依次为 Cl^-＞蛋白质阴离子＞甘氨酸根离子。

在电泳刚开始时，浓缩胶和分离胶中都含有快离子。只是电极缓冲液中含有慢离子。电泳进行时，由于快离子的迁移率最大，因此很快超过蛋白质，于是在快离子后边形成一离子浓度低的区域，即低电导区。电场强度与电导成反比，因此，在低电导区就产生了较高的电场强度。这种环境使蛋白质和慢离子在快离子后面加速移动。当电场强度和迁移率的乘积彼此相等时，三种离子移动速度相同，此时，在快离子和慢离子之间形成一稳定而又不断向阳极移动的界面，也就是说，在低电场强度区与其后的高电场强度区之间形成一个迅速移动的界面。由于样品蛋白质在快、慢离子形成的界面之间，因而被浓缩成为极窄的区带。样品被浓缩的程度与其本身浓度无关，而与 Cl^-的浓度有关；当 Cl^-浓度高时，样品被浓缩的程度亦高。

2）分子筛效应：当夹在快离子和慢离子中间的蛋白质由浓缩胶进入分离胶时，分离胶的 pH 和凝胶孔径与浓缩胶是不一样的。分离胶选用 pH 为 8.9 的 Tris-HCl 缓冲液，这使慢离子甘氨酸的解离度增大，因而其迁移率也相应增大。此时慢离子的迁移率超过了所有的蛋白质分子，随之使高电场强度消失。于是蛋白质样品就在均一的电场强度和 pH 条件下通过一定孔径的分离胶进行电泳。分子量相对较小且形状为球形的分子所受阻力小，在电场中泳动较快；相反，分子量相对较大且形状不规则的分子所受阻力大，在电场中泳动较慢。这样分子大小和形状各不相同的各组分即可在分离胶中得以分离，这就是所说的分子筛效应。即使蛋白质分子的净电荷相似（也即自由迁移率相等），也会因分子筛效应而在分离胶中被分开。

3）电荷效应：样品进入分离胶后，由于各组分所带净电荷、分子量等各不相同，在电场中就有不同的迁移率而被分离。表面电荷多，分子量小，则迁移快；反之则慢。

从上述可见，pH 碱性不连续系统是这种电泳成功浓缩和分离样品的关键所在。

（七）操作步骤

1. 首先用导线将电泳槽的正负两个电极与电泳仪的直流输出端连接，注意极性不要接反。

2. 电泳仪电源开关调至关的位置，电压旋钮转到最小，根据工作需要选择稳压稳流方式及电压电流范围。

3. 接通电源，缓缓旋转电压调节钮直到达到的所需电压，设定电泳终止时间，此时电泳即开始进行。

4. 工作完毕后，应将各旋钮、开关旋至零位或关闭状态，并拔出电泳插头。

（八）注意事项

1. 在总电流不超过仪器额定电流时（最大电流范围），可以多槽关联使用，但要注意不能超载，否则容易影响仪器寿命。

2. 电泳仪通电进入工作状态后，禁止人体接触电极、电泳物及其他可能带电部分，也不能到电泳槽内取放东西，如需要应先断电，以免触电。同时要求仪器必须有良好接地端，以防漏电。

3. 某些特殊情况下需检查仪器电泳输入情况时，允许在稳压状态下空载开机，但在稳流状态下必须先接好负载再开机，否则电压表指针将大幅度跳动，容易造成不必要的人为机器损坏。

4. 仪器通电后，不要临时增加或拔除输出导线插头，以防短路现象发生，虽然仪器内部附设有保险丝，但短路现象仍有可能导致仪器损坏。

5. 使用过程中发现异常现象，如较大噪声、放电或异常气味，须立即切断电源，进行检修，以免发生意外事故。

6. 由于不同介质支持物的电阻值不同，电泳时所通过的电流量也不同，其泳动速度及泳至终点所需时间也不同，故不同介质支持物的电泳不要同时在同一电泳仪上进行。

（周问渠）

第五节　聚合酶链反应仪与荧光定量聚合酶链反应仪的原理与使用方法

一、聚合酶链反应仪

（一）实验目的

1. 了解聚合酶链反应的原理。
2. 了解聚合酶链反应仪的基本操作技术。
3. 了解琼脂糖凝胶电泳检测聚合酶链反应产物的方法。

（二）实验原理

1. 聚合酶链反应（polymerase chain reaction，PCR）　1983 年美国 PE-Cetus 公司的 K.B. Mullis 和 R.K. Saiki 等发明了聚合酶链反应，即 PCR 技术，其是一种在体外快速扩增特定基因或 DNA 序列的方法（图 1-1-9）。它可以在试管中建立反应，经数小时之后，就能将极微量的目的基因或某一特定 DNA 片段扩增数十万乃至千百万倍。经典的 PCR 流程包括：①变性（90～96℃）。在加热或碱性条件下可使 DNA 双螺旋的氢键断裂，形成单链 DNA，称为变性。②引物与模板退火（25～65℃），是模板与引物的复性。引物是与模板某区序列互补的一小段 DNA 片段。③延伸（70～75℃）。从结合在特定 DNA 模板上的引物为出发点，将四种脱氧核苷酸以碱基配对形式按 5′→3′的方向沿着模板顺序合成新的 DNA 链（图 1-1-10）。

PCR 能快速特异扩增任何已知目的基因或 DNA 片段，依赖于 PCR 反应体系中酶的功能，其能轻易使皮克（pg）水平起始 DNA 混合物中的目的基因扩增达到纳克、微克、毫克级的特异性 DNA 片段（表 1-1-2）。因此，PCR 技术一经问世就被迅速而广泛地用于分子生物学的各个领域。它不仅可以用于基因的分离、克隆和核苷酸序列分析，还可以用于突变体和重组体的构建，基因表达调控的研究，基因多态性的分析，遗传病和传染病的诊断，肿瘤机制的探索，法医鉴定等诸多方面。通常，PCR 在分子克隆和 DNA 分析中有着以下多种用途：①生成双链 DNA 中的特异序列作为探针；②由少量 mRNA 生成 cDNA 文库；③从 cDNA 中克隆某些基因；④生成大量 DNA 以进行序列测定；⑤突变的分析；⑥染色体步移；⑦RAPD、AFLP、RFLP 等 DNA 多态性分析；等等。

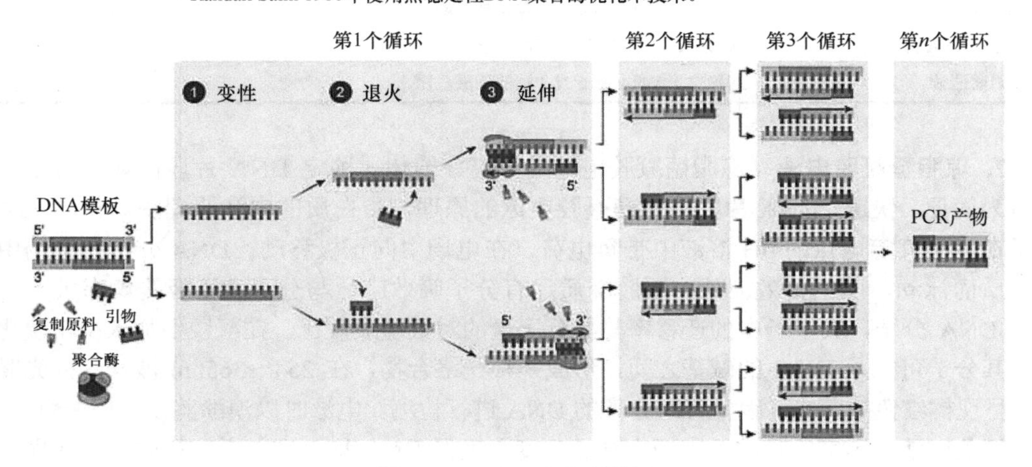

图 1-1-9　PCR 反应理论图

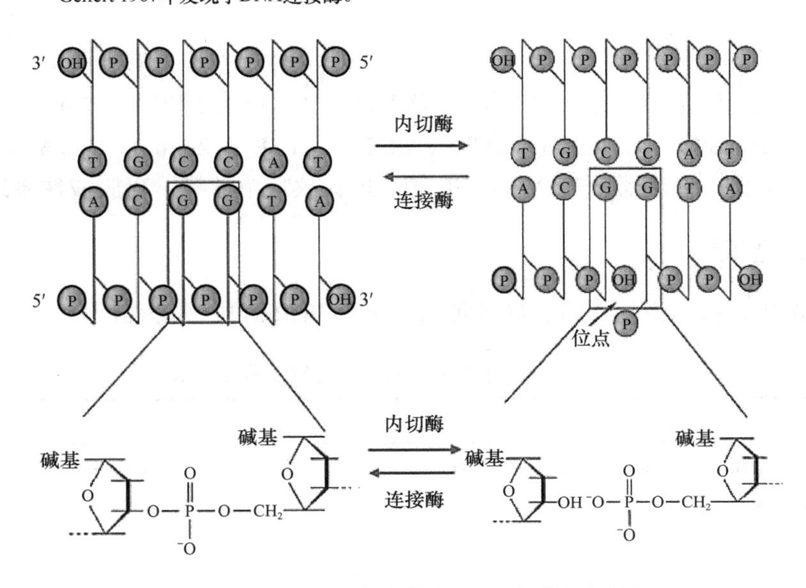

图 1-1-10　PCR 反应过程中 DNA 的剪切与连接

表 1-1-2　PCR 反应体系中酶的功能简介

酶类	功能
限制性核酸内切酶	识别并在特定位点切开 DNA
DNA 连接酶	通过磷酸二酯键把两个或多个 DNA 片段连接成一个 DNA 分子
DNA 聚合酶 I（大肠埃希菌）	按 5′到 3′方向加入新的核苷酸，补平 DNA 双链中的缺口
反转录酶	按照 RNA 分子中的碱基序列，根据碱基互补原则合成 DNA 链
多核苷酸激酶	把磷酸基团加到多聚核苷酸链的 5′-OH 末端，进行末端标记实验或用来进行 DNA 的连接
末端转移酶	在双链核糖核酸 DNA 的 3′端加上多聚单核苷酸
DNA 外切酶III	从 DNA 链的 3′端逐个切除单核苷酸
λ 噬菌体 DNA 外切酶	从 DNA 链的 5′端逐个切除单核苷酸
碱性磷酸酯酶	切除位于 DNA 链 5′或 3′端的磷酸基团

2. 琼脂糖凝胶电泳　琼脂糖凝胶电泳是分离、纯化、鉴定 DNA 片段的典型方法，其特点为简便、快速。DNA 片段琼脂糖凝胶电泳的原理与蛋白质的电泳原理基本相同，DNA 分子在高于其等电点的 pH 溶液中带负电荷，在电场中向正极移动。DNA 分子在电场中通过介质而泳动，除电荷效应外，凝胶介质还有分子筛效应，与分子大小及构象有关。对于线状 DNA 分子，其电场中的迁移率与其分子量的对数值成反比。在凝胶中加入少量溴化乙锭，其分子可插入 DNA 的碱基之间，形成一种光络合物，在 254～365nm 波长紫外光照射下，呈现橘红色的荧光，因此可对分离的 DNA 进行检测。电泳时以溴酚蓝及二甲苯氰（蓝）作为双色电泳指示剂。目的：①增大样品密度，确保 DNA 均匀进入样品孔内；②使样品呈现颜色，了解样品泳动情况，使操作更为便利；③以 0.5×三羟甲基氨基甲烷-硼酸（TBE）做电泳液时溴酚蓝的泳动率约与长 700bp 的双链 DNA 相同，二甲苯氰（蓝）则与 2000bp 的 DNA 相同。

（三）实验试剂和器材

试剂：DNA 模板；对应目的基因的特异引物；10×PCR 缓冲液（Buffer）；dNTP 混合物（mix）（2mmol）：含 dATP、dCTP、dGTP、dTTP 各 2mmol；Taq 酶等。

器材：PCR 仪、移液器、PCR 板、EP 管、电泳仪、电泳槽、凝胶成像系统等。

（四）实验步骤

1. 在冰浴中，按以下次序将各成分加入一无菌 PCR 管中（表 1-1-3）。

表 1-1-3　PCR 20μL 体系加样表（宝生物工程 Takara 体系）

试剂	剂量
预混的 Taq 酶[Premix Taq（Ex Taq Version 2.0）]	10μL
上下游引物（2μmol/L）	4μL
模板	0.5μL
双蒸水（ddH_2O）	5.5μL

2. 调整好反应程序。将上述混合液稍加离心，立即置于 PCR 仪上，执行扩增。一般：在 95℃预变性 2min，进入循环扩增阶段：95℃ 30s→55℃ 30s→72℃ 30s，循环 30 次，72℃延伸 1min，停止反应 4℃，保持 4℃。

3. 结束反应，PCR 产物放置于 4℃待电泳检测或–20℃长期保存。

（五）注意事项

1. 酶置于冰上且在最后才加入体系中。

2. PCR 管的盖子一定要盖紧，以防蒸干。

3. 琼脂糖凝胶电泳时方向为负极→正极。

（六）思考题

1. PCR 反应体系中主要成分有哪些？分别起什么作用？

2. 用 PCR 扩增目的基因，如何提高产物的特异性？

3. DNA 在电泳过程中的迁移率取决于哪些因素？

二、荧光定量聚合酶链反应仪

（一）实验目的

了解荧光定量聚合酶链反应（PCR）仪的使用方法与注意事项。

（二）实验原理

常用的荧光定量 PCR 反应为 SYBR Green 法。SYBR Green 作为荧光染料能结合到双链 DNA 的小沟部位。SYBR Green 只有和双链 DNA 结合后才发荧光（图 1-1-11）。

SYBR Green工作原理

□ SYBR Green能结合到双链DNA的小沟部位

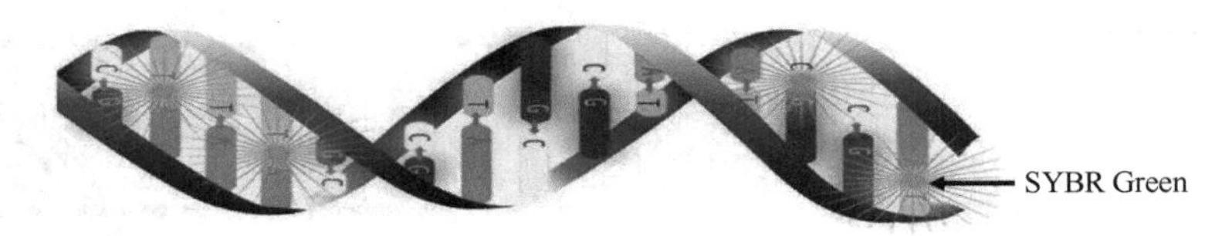

□ SYBR Green只有和双链DNA结合后才发荧光

□ 变性时，DNA双链分开，无荧光

□ 复性和延伸时，形成双链DNA，SYBR Green发荧光，在此阶段采集荧光信号

图 1-1-11　荧光定量 PCR 中 SYBR Green 工作原理图

（三）操作步骤

1. 依次打开电脑显示器和电脑主机的电源开关，进入 Windows 界面。

2. 接着打开 AB7500 仪器电源开关，预热 10min。

3. 点击 7500 Software V2.3 图标，打开软件。

4. 按压仪器托盘上的按压位，待托盘弹出后，将所需检测的 8 联 PCR 反应管或者 96

孔 PCR 反应板放入检测孔位。

5. 再次按压托盘使其滑入仪器。

6. 新建扩增参数模板，一般为 20～25μL 反应体系。

7. 在 Setup-Plate Setup-Define Targets and Samples 中，将 Target Name 下的 Target1 改成 FAM；点击 Add New Target，将新增的 Target1 改成 HEX，点击 Reportee 下拉菜单，选择 VIC。

8. 在 Setup-Run Method-Graphical View 中的 Reaction Volume Per Well 后面输入 20（20μL 反应体系）。选中第一个 Holding Stage，点击 Delete Selected 删除；在 Cycling Stage 中的 Number of Cycles 后输入 5，在 Step 1 中输入时间 10s，在 Step 2 中输入温度 63℃，输入时间 45s，将 63℃下面收集荧光图标点掉；点击 Add Stage 下拉菜单选择 Cycling，在 Cycling Stage 中的 Number of Cycles 后输入 40，在 Step 1 中输入时间 10s，在 Step 2 中输入温度 62℃，输入时间 35s，在 62℃下面点击图标收集荧光。

9. 点击 Save 下拉菜单下的 Save As Tamplate，文件名输入 UG-63-62，保存在默认 ab7500-config-templates 文件夹内，关闭设置界面。

10. 已有扩增参数模板，在软件 Home 界面中点击 Template，选择需要的模板，点击打开。例如，UG-63-62，其扩增参数就是 95℃，10′；（95℃，10″；63℃，45″）×5 cycles；（95℃，10″；62℃，35″）×40 cycles，在 62℃时收集荧光信号（HEX、FAM 信号），Reaction Volume Per Well：20μL（20μL 反应体系）。

11. 在 Setup-Plate Setup-Assign Targets and Samples 中选择 8 联管摆放的位置，全部勾选 Sample 1；UGT1A1*6 勾选 HEX，UGT1A1*28 勾选 FAM。

12. 在 Run-Amplification Plot 中点击 START RUN，保存在默认文件夹中，开始运行。

13. 结果分析 PCR 反应扩增曲线（图 1-1-12）可分成三个阶段：荧光背景信号阶段，荧光信号指数扩增阶段和平台期。

荧光阈值（图 1-1-13）是在荧光扩增曲线上人为设定的一个值，它可以设定在荧光信号指数扩增阶段任意位置上，一般将荧光阈值设置为 3～15 个循环的荧光信号标准偏差的 10 倍。

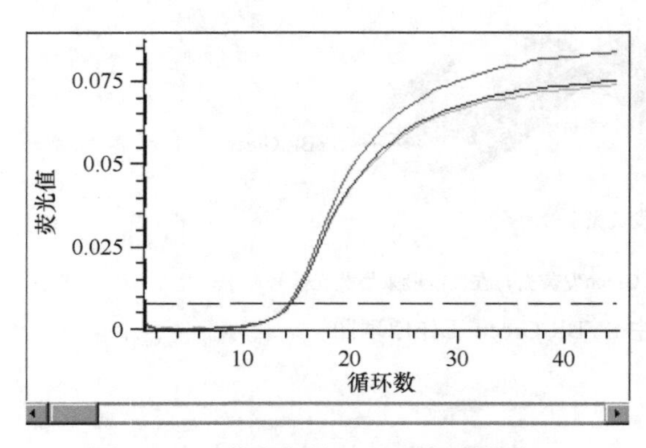

图 1-1-12 荧光定量 PCR 后扩增曲线

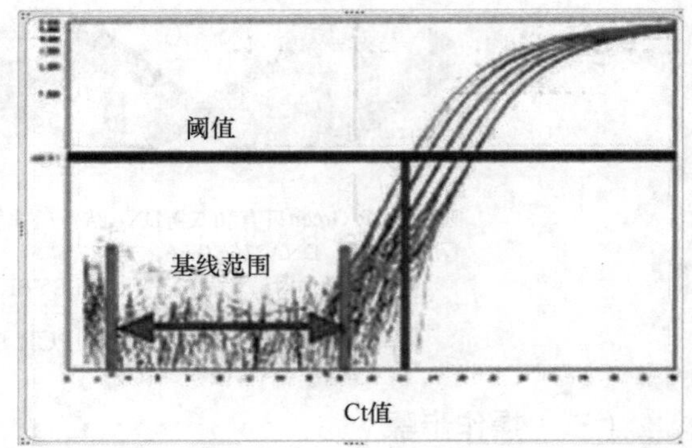

图 1-1-13 荧光定量 PCR 的荧光阈值

Ct 值（图 1-1-14）定义：PCR 扩增过程中，扩增产物的荧光信号达到设定的阈值时所经过的扩增循环次数。

模板 DNA 量越多，荧光达到阈值的循环数越少，即 Ct 值越小。

Ct 值与模板起始拷贝数的对数存在线性关系。

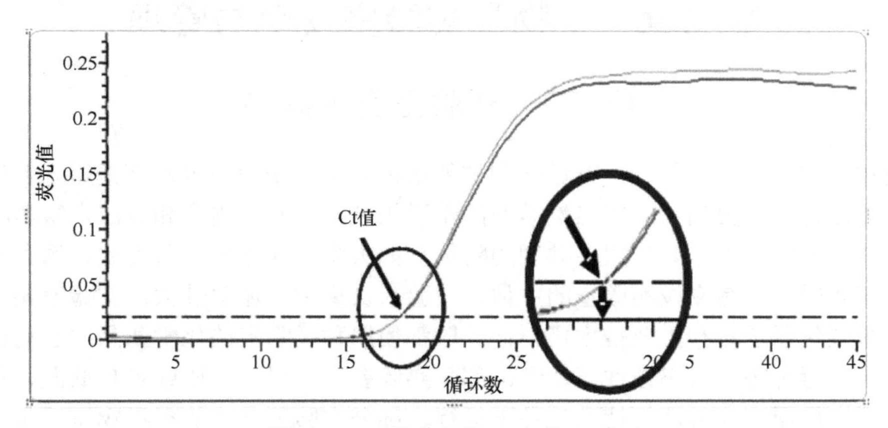

图 1-1-14　荧光定量 PCR 的 Ct 值

（四）注意事项

应对扩增曲线进行分析，来判断实验结果是否有效。

（五）思考题

如果有非特异性的产物扩增怎么办？

（洪　玮）

第二章　生物学实验室安全与管理

第一节　实验室安全概述

高校实验室是大学生基础实践教学和技能培训的重要平台，也是高素质人才培养和科技创新能力提升的主要场所，它虽然涉及的学科领域多，研究内容和方法丰富多样、安全规范侧重各有不同，但是具有很多共同的特征，如大学生（含博士研究生、硕士研究生和本科生）等实验人员是高校实验室的主体，实验人员集中且流动性大；实验室使用频繁，存放大量贵重仪器设备和重要技术资料；一般都使用种类繁多的化学药品，它们往往具有易燃易爆、有毒有害、有腐蚀性等特性；部分实验要在高温、高压或者超低温、真空、微波、辐射、高电压和高转速等特殊条件下进行，部分实验还会排放有毒物质。实验人员的操作失误极可能引发实验室安全事故，对实验人员的生命安全产生严重危害，使个人、家庭、学校、社会和国家蒙受重大损失。

提到实验室生物安全，大家会想到发生过的许多事件和事故，包括实验室人员感染结核、出血热、布鲁氏菌病等。实际上，实验室生物安全事件造成的实验人员致病或者致死都是极端例子。然而，频繁发生在实验室的涉及化学品、药品、试剂、辐射、热、电、水、病原微生物、实验材料及实验动物等造成的潜在或一般性事件往往容易被忽略。

我国制定有《实验室生物安全通用要求》强制性标准。对提高从业人员的生物安全意识起到了积极作用。

作为实验人员，首先应具备良好的安全意识，然后根据实验室安全操作规范开展实验，才能避免安全事故。对有毒化学品、易燃易爆化学品你了解多少？溅到身上应如何处置？生物安全柜怎样正确使用？实验动物存在哪些危害？我们应如何防护等问题，都需要我们认真思考。

同时，我们也应该意识到：生物安全不等于生物恐怖，有时对实验室生物安全宣传得过于恐怖，学生和实验人员也倍感恐惧。很多实验室生物安全的科学普及是面向公众开放的，只要具有安全常识，具备一定的防护措施，就是安全的。

一、安 全 事 件

小明上完一年级基础课后，按照要求可以进入实验室学习实验技能了。在这之前，尽管学校组织过实验室安全培训，但是小明认为这些都很无聊，以前读书的时候就进过实验室，甚至实习过细菌、病毒的培养。心想无非就是一些安全要求，不学也罢，还不如抓紧时间复习单词，冲刺六级。

进实验室后，小明冲进实验室，不顾实验室准入培训要求，白大褂没有穿，既不戴手套，也不戴帽子、护目镜等个人防护物品。看到培养箱、离心机就很好奇，东摸摸，西碰碰，甚至打开培养皿嗅嗅味儿。等小明肚子饿了，随手拿出路上买的煎饼果子，在试验台前狼吞虎咽起来，结果是几天后病倒了。

二、事 件 分 析

实验室发生这些事情，根本原因是小明没有安全意识，缺乏必要的培训，更谈不上安全防护了。从事实验室相关工作的实验人员，包括学生，必须进行实验室相关法规、制度、指南和标准的培训，掌握安全知识后，才能被允许进入实验室。如果缺乏安全防护意识，就会增加实验室安全事故的风险。特别是像小明这样的年轻人，尽管工作热情高涨，但忽视了安全问题，就会造成污染，人员也被感染。

大家常想，这些发生在别人身上的事情，不会这么巧在我身上发生吧。其实不然，大家同在一个环境中工作，从事类似的操作，面临相似的问题。实验室环境如果没能形成安全、清洁的文化氛围，只要查一查，每天都会有许许多多程度不同的安全隐患和风险。

三、防 范 措 施

实验室人员应该保持良好的安全意识，接受并自觉进行相关培训。实验室安全是每个实验室人员应该高度重视的问题，实验的每个环节都会有潜在风险。一定重点进行防范措施：

（1）每个人必须学习实验室相关法规、制度、指南和标准，掌握安全知识，进行专业培训，做一个真正合格的实验室人员。

（2）从事实验前，每个人应该进行充分的实验室安全操作规范、防护培训。不得在实验室吃东西、喝水。

（3）每个人应该具有强烈的生物安全意识，遵守职业道德是一切安全的保障。每个人应该时刻牢记安全要求，提高安全意识，树立安全理念，做到警钟长鸣，不得抱以侥幸心理。

（周问渠）

第二节　高压灭菌器使用的注意事项

高压灭菌器是利用饱和压力蒸汽对物品进行迅速而可靠的灭菌的设备，适用于医疗卫生、科研等单位。高压灭菌的原理：在密闭的蒸锅内，其中的蒸汽不能外溢，压力不断上升，水的沸点不断提高，从而锅内温度也随之增加。在0.14MPa蒸汽压下，锅内温度达121℃。在此蒸汽温度下，可以很快杀死大多数细菌及其高度耐热的芽孢。

常用高压灭菌器主要有手提式高压灭菌器、台式高压灭菌器、立式高压灭菌器等几种。生物性废弃物消毒灭菌最彻底的方法之一是进行高压灭菌。开始灭菌前所有物品必须贴有灭菌指示带，废物灭菌后可以看到灭菌是否完全。高压灭菌器应按照规定进行安全和计量检定，检定合格方可投入使用，并应注意日常维护保养。实验室高压灭菌器应由实验室管理员定期检查，以确保高压灭菌器正常工作，防止意外事故发生，保证消毒灭菌效果。

高压灭菌器属特种设备，操作人员必须掌握高压灭菌器的原理及操作规则，以保障消毒、灭菌质量和生命财产安全。操作人员还必须进行专业培训，取得特种设备作业人员证后方可进行设备使用操作。对该设备的维修、检测必须由有资质的专业人员进行。

高压灭菌器内的物品不得放得过满，一般不得超过2/3体积，否则将影响灭菌效果。放好被消毒灭菌的物品后，确认高压灭菌器的盖子或门拧紧，不发生漏气现象即可。高压灭菌液体时，应在压力自然下降至零且温度达到规定值时才可打开灭菌器，不可强行排气，快速降压。

一、安 全 事 件

小明刚进实验室时对高压灭菌器有些犯怵，因为在进行实验室基本操作培训时老师反复强调了它的危险性，叮嘱小明操作时一定要谨慎、规范。刚开始小明确实严格按要求操作，但是使用过几次后就变得大意起来。某一天，实验安排较多，需要高压灭菌的耗材堆了一堆。于是小明把耗材按先后使用次序分了好几批开始进行高压灭菌。

耗材包括装有培养基的锥形瓶和玻璃试剂瓶。高压灭菌器设定高温时间完成后温度一点一点往下降，小明心想这要等到什么时候呀！于是打开了泄压阀。还没等压力表彻底降到零就开始松高压灭菌器上盖。等拧最后一圈的时候，只听“嘭”的一声闷响，吓坏了小明。小明平复了一下情绪，开始把高压锅中的耗材往外拿。然而就在小明将锥形瓶拿出高压灭菌器的一瞬间，瓶口的橡皮塞随着瓶中的液体喷出。小明慌忙躲闪，但还是免不了身上被烫伤。

二、事 件 分 析

降压到零的阶段应注意不要使压力降低太快。造成液体喷出现象的原因是在较长时间的加热和保压过程中，高压灭菌器和锥形瓶作为一个系统处于相对平衡状态，当高压灭菌器的压力达到 0.165MPa 时，瓶内液体的压力也为 0.165MPa；当泄压阀开启后，高压灭菌器的压力在短时间急速降低，甚至降至通常的大气压，锥形瓶中压力也在短时间急速降低，而瓶中温度仍是 121℃左右，常压下，液体培养基在超过沸点的高温下，符合液体沸腾的条件，从而发生沸腾现象，液体溢出，甚至产生喷射现象。当压力自然降低时，容器内压力仍处在一定数量值时，容器内的液体在降压到零的过程中也在进行灭菌，快速降压会降低灭菌效率，这样操作在处理某些病原体的时候会有一定风险。

在打开高压灭菌器上盖之前确认高压灭菌器内的压力为 0MPa。高压灭菌器内外压差没有消除，容易造成蒸汽外泄而导致烫伤。压差过大则可导致爆炸。

待灭菌的容器不能处于密闭状态。试剂瓶或试管在高压灭菌前必须将瓶盖或橡皮塞拧松，使容器内的压力与高压锅内的压力保持平衡，从而不易发生瓶体破裂和液体喷射的现象。高压灭菌液体时，容器中所盛液体不能超过容器体积的 2/3。若发现含有琼脂的培养基流出，请趁着机器还是热的状态下，把水漏掉，并加入新的水冲洗，重复几次，否则会造成排水管阻塞。

三、防 范 措 施

（1）操作人员和维护仪器的相关人员应进行高压灭菌器的安全培训并取得特种设备作业人员证，了解设备的使用、维护、修理等基本要求。一旦发生故障等问题，应及时求助专业人员或单位管理部门。

（2）严格按照操作规范进行操作，并及时记录仪器状态。

（3）不要装入太多灭菌物体，否则会堵住蒸汽导管孔和温度传感器，导致温度和压力一直上升，使灭菌器处于危险状态（缸体爆炸），出现人员伤亡。如果出现这种情况应及时断电。

（4）避免灭菌器处在高温状态时操作人员不小心碰到机壳导致烫伤。

（5）要使用可耐高温、耐高湿的塑料等容器进行灭菌，防止使用不耐高温的塑料容器而使其熔化，堵住蒸汽导管孔造成危险。

（6）感染性实验灭菌废弃物时，需用塑胶袋包紧并且以不锈钢桶盛装，以免灭菌时袋子破裂，内容物流出。若灭菌后发现有内容物流出，请趁着机器还是热的状态下把水给漏掉，并加入新的水冲洗，反复几次。若没有马上处理，会造成排水管阻塞，里面的水无法排出，水位越来越高，最后要换掉整个排水管。

（刘　昆）

第三节　实验室生物安全防护

基因工程也称为 DNA 重组技术，是对不同生物的遗传物质在体外进行剪切、组合和拼接，是遗传物质的重组，然后通过载体将其转入微生物、植物或动物细胞内，使所需要的基因在细胞内表达，产生出所需的产物或组建新的生物类型的过程。

基因工程技术的应用带来了人类对生物安全的思考。除了转基因植物与动物带来的生物安全问题外，在科学研究过程中，与基因操作或者病原菌相关的实验过程中也会产生许多细菌废弃物，这些细菌废弃物如果不严格处理会污染实验室，甚至会危害到实验室人员的健康与生命。这些带有基因（多数带有抗抗生素基因）的细菌或病原菌一旦流入环境中，会带来环境生物安全，基因漂移过程中甚至会引起病原菌抗药能力提升，给治疗带来困难。

实验室中的试剂有些是具有致癌、致突变和致畸作用的物品，简称“三致”。

致癌作用是导致人或哺乳动物患癌症的作用。早在 1775 年，英国医生波特就发现清扫烟囱的工人易患阴囊癌，他认为患阴囊癌与经常接触煤烟灰有关。1915 年，日本科学家通过实验证实，煤焦油可以诱发皮肤癌。污染物中能够诱发人或哺乳动物患癌症的物质称为致癌物。致癌物可以分为化学性致癌物（如亚硝酸盐、石棉和生产蚊香用的双氯甲醚等）、物理性致癌物（如镭的核聚变物等）和生物性致癌物（如黄曲霉毒素等）。

致突变作用指导致人或哺乳动物发生基因突变、染色体结构变异或染色体数目变异的作用。人或哺乳动物的生殖细胞如果发生突变，可以影响妊娠过程，导致不孕或胚胎早期死亡等。人或哺乳动物的体细胞如果发生突变，可以导致癌症的发生。常见的致突变物有亚硝胺类、甲醛、苯和敌敌畏等。

致畸作用是指作用于妊娠母体，干扰胚胎的正常发育，导致新生儿或幼小哺乳动物先天性畸形的作用。20 世纪 60 年代初，西欧和日本出现了一些畸形新生儿。科学家们经过研究发现，原来孕妇在怀孕后的 30～50 天服用了一种称作“反应停”的药物，这种药具有致畸作用。目前已经确认的致畸物还有甲基汞和某些病毒等。

溴化乙锭（EB）是一种强诱变剂（可能造成遗传性危害），对皮肤、眼睛、口腔和上呼吸道系统有刺激性作用。EB 可以通过皮肤吸收，直接接触有中等毒性。因此，应将 EB 安全密封，并密封存放于干燥避光处；避免一切与 EB 的直接接触。

一、安 全 事 件

今天是小明期盼已久的日子——情人节，晚上他要跟他的女朋友一起出去吃饭；可是他今天下午还要做 PCR 实验，然后电泳检测 PCR 产物。实验时，小明一心想着今天晚上约会的节目，为了赶时间，他配完琼脂糖凝胶后，将吸过 EB 的枪头扔进了水池。此时，他的电话铃响了，他没来得及摘手套就掏出电话接起来。接完电话，小明顺手把照过紫外线的凝胶扔进了生活垃圾桶，而且小明在操作计算机时也没有换掉配胶时的手套。他的行为导致了实验室环境、实验室清洁人员及实验室垃圾处理场地都被 EB 污染。

二、事 件 分 析

发生此次事件的原因，归根结底是小明对 EB 危害的忽视，以及实验室安全培训不足。EB 是一种强诱变剂，直接接触有中等毒性，需要避免一切与 EB 的直接接触。在这个事故中，小明不应将吸过 EB 的枪头直接扔进水池，也不应把含有 EB 的凝胶扔进生活垃圾桶，会污染地下水和环境，应放入专门容器，进行后期无害化处理。此外，小明不应戴着手套打电话和接触计算机，手套上沾有的 EB，会污染手机和计算机，间接导致 EB 接触自己或其他实验室人员皮肤；应进行实验室有效分区，手套区别使用，避免交叉污染。

三、防 范 措 施

在实验室使用含 EB 类危险品前，需认真查看 EB 安全使用说明：

（1）在专门区域使用，并配备相应的设备（如洗眼及淋浴设施）、防护用品和清消用品；进入工作区域需穿戴完整，包括白大衣、一次性手套、一次性口罩、一次性帽子和护目镜等个人防护用品。

（2）在通风橱使用粉状或结晶 EB，或使用含 EB 的溶液或片剂时，为避免吸入 EB，应避免与 EB 直接接触。

（3）为避免皮肤接触到溶液中的 EB，应戴手套、护目镜，穿实验服，并勤换手套，避免接触其他物品，以免交叉污染。使用后脱去手套及时洗手，彻底处理掉残留的 EB。

（4）与其他化学药品一样，在 EB 的使用及放置房间内严禁饮食、化妆等行为。

（5）如果 EB 不慎溅入眼睛，立即用大量的清水或生理盐水冲洗至少 15min；如果皮肤不慎接触到 EB，立即脱去被污染的衣物，再用肥皂清洗接触到的皮肤，用清水冲洗至少 15min；如果不慎误服或吸入 EB，将受害者移至通风处，并及时送医救治。

（邹东霆）

第四节　危险化学品使用的注意事项

我国《危险化学品安全管理条例》对危险化学品的生产、经营、储存、装卸、运输、使用、出入库和废弃处置等有严格的管理要求。危险化学品是指具有易燃易爆、有毒有害及有腐蚀特性，能对人员、设施、环境造成危害或损伤的化学品，包括爆炸品、压缩气体和液化气体、易燃液体、易燃固体、自燃物品和遇湿易燃品、氧化剂和有机过氧化物、有毒品和腐蚀品等。

化学实验所用药品多有毒、可燃、有腐蚀性或爆炸性，且所用的仪器有很大一部分是玻璃制品。所以，在涉及化学实验的工作中，若管理不严，操作人员不执行操作规程，粗心大意，就很容易发生安全事件，甚至导致严重事故。如割伤、烧伤乃至发生火灾、中毒和爆炸等。因此，必须充分认识到化学实验是有潜在危险的。只要我们重视安全问题，思想上提高警惕，实验时严格遵守操作规程，加强安全措施，大多数事故是可以避免的。

一、安全事件

2015年某化学实验室起火爆炸，该实验室楼内存有化学品。消防及救援部门随即赶到现场，扑灭大火后，现场证实有一人死亡，附近人员已被疏散，并拉起警戒线。从目击者拍摄的照片看到，起火位置位于该楼二层，可见明显火光，并伴有黑烟腾起。

二、事件分析

据该校学生称，起火实验室当时可能正在进行有机催化实验，但具体事故原因尚不清楚。梳理历年发生的实验室、生产场地、易燃易爆仓库火灾、爆炸事件或事故，均与下列因素相关：①实验室管理不到位，包括制度、纪律、培训等；②人员没有遵守相关规定，没有严格按操作要求进行操作；③人员资质不足，特别是学生、进修人员缺乏足够的培训；④误操作，极端情况下出现不当操作，甚至恶意操作，导致事故发生。

三、防范措施

在处理化学实验安全问题时，应该从实验规范、危险化学品管理、实验废液处理上下功夫，注重安全和安保两方面，有利于避免实验危险事故的发生，重点需注意：

（1）每个人应清醒地认识到实验室管理制度的重要性，必须遵守制度、规定和规范要求。管理人员要充分认识到提高实验人员安全意识的重要性，加强时效性培训，特别是对流动人员，如学生、进修人员的培训。不可产生麻痹思想，存有侥幸心理。

（2）严格按标准操作要求进行操作，不能麻痹大意，尤其在处理废液时，一方面对废液实行回收利用，另一方面进行无害化排放，不但可以降低实验成本，更可以减少对环境的污染。

（3）单位必须进行有效监管，动态管理，对可能发生危害的每个环节都要覆盖到位。

（4）积极开展风险应对预案的培训和演练工作。针对可能发生的实验室风险，提前进行培训和演练，培养实验人员熟练的应对意识，形成肢体惯性，有助于提高风险应对能力，降低重大安全隐患。

（5）每个实验人员都应熟知所使用的化学品的安全数据，掌握其特性和应对方法。万一发生问题，可以针对性处置，将危险降到最低程度。

（6）易燃易爆物品，必须存放在指定环境中，加强管理与源头控制。

（马文康　洪　玮）

第五节　培养箱使用的注意事项

培养箱、孵育箱通过对温度、湿度和CO_2浓度的控制，为细胞、组织的体外培养提供稳定的培养环境。然而，针对培养过程中细胞面临的各种污染物，各类培养箱的控制方式和效果不尽相同。对于细胞来说，非常理想的培养环境同样也适合这些污染物的生存，培养箱本身是不会辨别的，因此细胞在体外培养中最大的威胁实际上是污染问题。细胞培养过程中将近80%～90%的时间细胞都是位于培养箱内的，因此培养箱内能否抑菌或灭菌非常关键。培养箱和孵育箱中的主要污染源为细菌、真菌（霉菌和酵母菌）、病毒、支原体等。

一、安全事件

小明最近需开展细胞实验，小明在大致了解了细胞培养的操作流程后，就自信满满地开展相关实验了。

几天后，小明看到培养瓶中已培养了10多天的培养液，觉得很不错，想着今天可以又传代了。可是在显微镜下一看，细胞数虽然明显增加了，但并没有像以前那样长满，而且培养液中出现了许多黑色的小点，黑点呈杆状，好像在动来动去，细胞的活力也没有以前好了，其第一反应是细胞是不是发生了老化、破碎？请指导老师看过后，老师推测细胞应该是被污染了，小明为了证实是否被污染，做了滴片，显微镜下可见一个个亮白色芝麻样的东西游来游去，并且可以见到芽孢样的形状，确定无疑是真菌。

二、事件分析

培养细胞被污染最直接的原因往往是培养箱、孵育箱环境被污染，其次是操作过程中的生物安全柜环境被污染。这些设备被污染又往往是实验室环境存在污染生物所致，特别是天气太热、湿闷时，环境微生物容易聚集、生长，加之实验者在培养、接种或换液时操作不当，很容易导致培养物污染的发生。

三、防范措施

污染是细胞培养中的一个大敌，一旦污染，前功尽弃！要进行细胞培养，首先一定要有强烈的无菌意识。操作中要严格遵守操作规程，不要怕麻烦，越细心越好。操作中应注意以下几点：

（1）注重培养室的环境卫生，尽量保持“无菌”环境，培养良好的无菌观念。大部分的污染都是可以通过环境控制避免的。

（2）真菌灭菌除紫外线照射外，还需定期进行培养间的清洁灭菌，要用甲酚皂溶液或新洁尔灭擦地、清理台面，减少空气悬浮菌颗粒。

（3）保持培养箱、孵育箱环境清洁，定期进行培养箱内的消毒灭菌，定期更换培养箱中的水。

（4）加强人员培训，避免因操作问题导致的污染。

（邹东霆）

第六节　实验动物的安全管理和注意事项

众所周知，模式动物在研究基本生命现象中是不可或缺的，其中小鼠是基础医学和生命科学研究中最重要的模式动物，不仅具有较完整的哺乳动物生物学特性，而且可以用化学、物理和生物学方法制备与人类疾病相似的各种疾病模型。

由于动物实验在生物学发展中起着重要作用，各种类型的动物模型也应运而生。以目前研究和应用比较热门的转基因动物为例，各种类型的转基因小鼠活跃在我们的实验室里，献身于我们的科研工作。可是要在实验过程中使用好它们，并不是件容易的事。首先，不同的转基因小鼠其基因型不同，用于实验的目的也不同，但是它们的表型（毛色、形状及大小等）却可能比较相似；其次，不同的转基因小鼠可能需要不同的饲养方法。所以为了动物实验的顺利完成，必须对实验对象的特征有全面的掌握，做好完善的归类，科学饲养，让我们的“小战士”们的价值得到最大化，也让我们自己的努力有回报。

一、安全事件

新生小明在实验室师兄师姐的传帮带指导下，首次独立进行实验，今天的任务是对刚构建好的转基因小鼠进行剖检工作，检测转基因在小鼠体内的组织分布。两笼小鼠中有一笼是转入了绿色荧光蛋白（GFP）的 C57BL/6 转基因小鼠，另一笼是 C57BL/6 野生型小鼠对照。尽管小明平时观摩师兄师姐实验时，感觉有条不紊的操作并不是什么难事，但到了真正自己独立实验，竟手忙脚乱起来。慌乱间，小明的胳膊一不小心把两盒鼠笼都碰倒在地，两盒小鼠都有几只趁机跑了出来，小明赶紧抓回了跑出的小鼠，可是，野生型和转基因的小鼠，体型体重相当，都是黑色被毛，该怎么区分呢？而且，小明事先没有在鼠笼上标记每笼的具体只数。万幸的是，转基因小鼠转入的是绿色荧光蛋白，只要捋起它的毛，会发现它浑身都是绿色的。小鼠终于被分类好，但小明还是很后怕，若是从外形上无法辨别不同组别的小鼠，实验动物就得重新进行各种分子生物学鉴定，甚至全部废弃重新购买，违反了实验伦理，还耽误了预设的实验进程。

二、事件分析

本次事件中小明的错误操作主要包括两点：一是没有在鼠笼上明确标注动物品系、数量、特征等信息；二是进行动物操作时没有将实验物品按规律摆放整齐，保持实验台有充足的空间进行操作。违反了《实验动物管理条例》中第二章第十一条规定“实验动物必须按照不同来源，不同品种、品系和不同的实验目的，分开饲养”的基本要求。小明也未受到完整的专业培训，导致不该发生的事件发生了。

三、防范措施

（1）加强对实验动物操作人员的实验前培训，要求实验动物使用者熟练掌握动物实验的一般程序和标准化操作规程，获得“实验动物从业人员考核合格证”后方可进行动物实验操作。

（2）在进行不同品种、品系的动物实验，或相同品系、品种却用于不同的动物实验时，一定要确保在动物笼上带有相应的标签并注明详细情况，同时要掌握尽可能多的不同小鼠的辨认方法。除了笼具上做好标签外，动物上最好也要标记，以防动物逃出后混淆。

（3）进行动物操作时要小心从容地进行操作，避免不必要的操作失误，如打翻动物笼具，使动物逃逸，给实验带来困扰。

（马文康）

第二篇 基 础 实 验

第三章 生物化学与分子生物学实验

实验一 β-半乳糖苷酶活性的测定方法

一、实 验 目 的

1. 掌握 BL21 菌株中 β-半乳糖苷酶活性的测定方法。

2. 掌握细菌总蛋白的提取方法。

3. 掌握可见分光光度计的使用方法。

二、实 验 原 理

β-半乳糖苷酶（β-GAL，EC 3.2.1.23），广泛存在于动物、植物、微生物和培养细胞中，能够水解 β-D-半乳糖残基，此外还具有转半乳糖苷的作用。在人体内，β-GAL 是一种消化酶，可消化乳糖，将乳糖水解成能够被人体吸收的半乳糖和葡萄糖。β-GAL 不仅可为植物的快速生长释放储存的能量，还能在正常的多糖代谢、细胞壁组分代谢以及衰老时细胞壁降解过程中催化多糖、糖蛋白及半乳糖脂末端半乳糖残基的水解，释放自由的半乳糖。

临床上，患者的乳糖酶如若合成量下降，摄入过多的乳糖后则无法消化，多余乳糖进入结肠后被肠道微生物分解，产生大量乳酸、氢气等，渗透压提高和水分增多，引起腹胀、肠绞痛和腹泻等症状。熟悉并掌握乳糖酶活性的测定具有一定的临床意义。

溶菌酶能够催化某些细菌细胞壁水解，从而溶解细胞壁。溶菌酶主要通过破坏细胞壁中的 *N*-乙酰胞壁酸和 *N*-乙酰氨基葡萄糖之间的 β-1,4-糖苷键，使细胞壁不溶性黏多糖分解成可溶性糖肽，导致细胞壁破裂内容物逸出而使细菌溶解。

β-GAL 分解对硝基苯-β-D-吡喃半乳糖苷生成对硝基苯酚，后者在 400nm 有大吸收峰，通过测定吸光度值升高速率来计算 β-GAL 活性。最终，通过标准曲线可将吸光度值转化为对硝基苯酚浓度，来计算 β-GAL 的活性。

三、实验试剂和器材

材料：BL21 菌株。

试剂：β-半乳糖苷酶检测试剂盒。

器材：离心机、Nanodrop 检测仪、超声破碎仪、EP 管架、EP 管、移液器等。

四、实 验 步 骤

1. 实验前准备 配制 LB 液体培养基，高压灭菌，摇菌（BL21 菌株），4℃保存。

2. 粗酶液的提取

（1）测定组和对照组各取 1mL 菌液，4000*g* 离心 10min，离心后弃上清；加入 1mL β-半乳糖苷酶检测试剂盒中的提取液，混匀。

（2）细菌裂解

1）超声裂解法：利用超声破碎仪裂解细菌，功率20%或200W，冰浴下超声3s，间隔10s，重复30次。

2）溶菌酶裂解法：加入20μL 50μg/μL的溶菌酶，冰浴30min，菌液会变黏稠。

（3）15 000*g* 4℃离心10min，取上清。

（4）用Nanodrop检测仪检测A_{280}，检测细菌液蛋白质浓度Cpr，置冰上。

3. 酶活性检测

（1）先开水浴箱，调37℃；开分光光度计，调波长为400nm，预热30min。

（2）取若干个EP管置于EP管架上，标记。

（3）取移液器+枪头，加入试剂一/蒸馏水、试剂二及细菌裂解液，水浴30min（表2-3-1）。

表2-3-1　蛋白标准曲线测定

试剂名称	测定管（μL）	对照管（μL）	标准管（μL）
试剂一	200	/	/
蒸馏水	/	200	/
试剂二	250	250	/
细菌裂解液	50	50	/
迅速混匀，放入37℃水浴，计时30min后			
标准液	/	/	500
试剂三	1000	1000	1000

（4）标准液处理：准备7支EP管，标记，用蒸馏水将标准品（5μmol/mL）梯度稀释为200nmol/mL、100nmol/mL、50nmol/mL、25nmol/mL、12.5nmol/mL、6.25nmol/mL、0nmol/mL。

取500μL不同浓度的标准液加入1000μL试剂三，充分混匀，室温静置2min后，400nm处测定吸光度值。

记录每个浓度的吸光度值，然后利用坐标纸绘图。

（5）孵育30min后，取出水浴箱的EP管，加入试剂三，充分混匀，室温静置2min后，400nm处测定吸光度值A。$\Delta A=A_{测定管}-A_{对照管}$。

（6）产物量计算：根据标准管的吸光度值（x）和浓度（y，nmol/mL）建立标准曲线，将ΔA代入标准曲线中，计算样品生成的产物量（nmol/mL）。

（7）β-GAL活性计算：每毫克细菌蛋白每小时产生1nmol对硝基苯酚定义为一个酶活力单位。

$$\beta\text{-GAL活力（U/mg prot）}=(y\times V_{总})\div(V_{样}\times \mathrm{Cpr})\div T=20\times y\div \mathrm{Cpr} \qquad (2\text{-}3\text{-}1)$$

式中，Cpr：样本蛋白质浓度，mg/mL；$V_{总}$：反应体系总体积，0.5mL；$V_{样}$：加入反应体系中样本体积，0.05mL；T：反应时间，0.5h。

五、实验报告

将实验结果绘制成标准曲线。

六、注意事项

（1）分光光度计使用前需要预热。

（2）水浴锅要先预热到37℃。

（3）不可抓取玻璃比色皿的光滑面。

（4）所有EP管要做好标记，避免弄混。

（5）所有试剂需要放置在冰上。

（6）液体混合后需要彻底混匀。

（冯 毅）

实验二　BCA法和紫外分光光度法测定蛋白质浓度

一、实验目的

1. 掌握BCA法和紫外分光光度法测定蛋白质浓度。

2. 掌握分光光度计的使用。

3. 掌握移液器的使用。

二、实验原理

本实验采用BCA法（酶标仪检测）和紫外分光光度法分别测定蛋白质含量。BCA法和紫外分光光度法测定蛋白质浓度属于染料结合法的一种。BCA试剂中的二价铜离子在碱性的条件下，可以被蛋白质还原成一价铜离子，一价铜离子和BCA相互作用产生敏感的颜色反应。两分子的BCA螯合成一个铜离子，形成紫色的反应复合物。该水溶性的复合物在562nm处显示强烈的吸光性（酶标仪法），吸光度和蛋白质浓度在广泛范围内有良好的线性关系，因此根据吸光度值可以推算出兔血清中蛋白质浓度。

兔血清蛋白质中的酪氨酸和色氨酸残基中的苯环含有共轭双键。因此，兔血清中的蛋白质具有吸收紫外光的性质，其最大吸收峰位于280nm附近。在最大吸收波长处，吸光度与蛋白质溶液浓度的关系服从Lambert-Beer定律。因此使用紫外分光光度法可以测出兔血清中的蛋白质浓度。

三、实验试剂和器材

材料：兔血清（稀释50倍）。

试剂：BCA试剂盒、磷酸盐缓冲液、蛋白标准品（0.5mg/mL）、牛血清白蛋白溶液（0.25%）等。

器材：移液器、紫外-可见分光光度计、酶标仪、试管架、量筒、比色杯、水浴箱等。

四、实验步骤

1. 兔血清样品　本次预实验采用20倍、30倍、40倍、60倍、100倍稀释兔血清（表2-3-2）。

表 2-3-2　兔血清的稀释

稀释倍数	兔血清（μL）	磷酸盐缓冲液（μL）
20 倍	50	950
30 倍	30	870
40 倍	25	975
60 倍	15	885
100 倍	10	990

2. 蛋白标准品的准备

（1）取 1.2mL 蛋白标准配液加入到一管蛋白标准品[30mg 牛血清白蛋白（BSA）]中，充分溶解，使蛋白标准品溶液浓度为 25mg/mL。

（2）取适量 25mg/mL 蛋白标准品，用磷酸盐缓冲液（PBS）稀释至终浓度为 0.5mg/mL。

3. BCA 工作液配制　根据样品数量[每个样品需要 200μL 二辛可宁酸试剂盒（BCA）工作液]，按 50 体积 BCA 试剂 A 加 1 体积 BCA 试剂 B（50∶1）配制适量 BCA 工作液。

4. 蛋白质浓度检测——BCA 法检测蛋白质浓度

（1）将标准品按 0μL、2μL、4μL、8μL、12μL、16μL、20μL 加入到 96 孔板的标准品孔中，加 PBS 补足 20μL，相当于浓度分别为 0mg/mL、0.05mg/mL、0.1mg/mL、0.2mg/mL、0.3mg/mL、0.4mg/mL、0.5mg/mL。

（2）加入 20μL 检测样品到 96 孔板（样品稀释倍数为 5 倍）。

（3）各孔加入 200μL BCA 工作液，37℃水浴 30min。

（4）实验室酶标仪测定 562nm 处的吸光度值。

（5）以浓度值为横坐标，吸光度为纵坐标作标准曲线。根据标准曲线求得待测样品的蛋白质浓度。

5. 紫外分光光度法检测蛋白质浓度

（1）兔血清样品（稀释 100 倍）：取 0.3mL 兔血清，加入到 2.7mL PBS 中，充分混匀，待用。

（2）蛋白标准品的制备：取现配的 1% BSA 0.3mL，加入到 2.7mL PBS 中，充分混匀待用，配制好的蛋白标准品溶液浓度为 0.5mg/mL。

（3）将紫外-可见分光光度计波长调至 260nm。

（4）将准备好的 PBS、蛋白标准品、兔血清样品分别取 2mL 放入空白管、标准管和待测管比色杯中。

（5）放入空白管、标准管、待测管比色杯，调空白管吸光度至 0。

（6）测得标准品、待测样品吸光度值。

（7）根据，$C_{测}=（A_{测}/A_{标}）\times C_{标}$计算得到待测样品浓度。

五、实 验 报 告

1. 根据实验结果，制作 BCA 法标准曲线。

2. 讨论测 DNA、RNA 浓度是否可以用 BCA 法或者紫外分光光度法。

3. 蛋白质含量测定是否还有其他方法？

六、注 意 事 项

1. 禁止触摸比色杯透光面，实验完成后务必将比色杯清洗干净。

2. 装盛样品量以比色杯的 2/3 为度，透光面要用擦镜纸由上而下擦拭干净，检视应无溶剂残留。

3. 待测样品浓度在 50～2000μg/mL 范围内使用 BCA 法有较好的线性关系。

4. 在将枪头（pipette tips）套到移液器上时，很多人会使劲地在枪头盒上敲几下，这是错误的做法，这样会导致移液器的内部配件（如弹簧）因敲击产生的瞬时撞击力而变得松散。正确操作应为枪插入枪头后，旋扭一下即可。

5. 当移液器枪头里有液体时，切勿将移液器水平放置或倒置，以免液体倒流腐蚀活塞弹簧。

6. BCA 定量时尽量使用同一把移液器加标准品及待测样品，减少系统误差。

（付 欣）

实验三 聚丙烯酰胺凝胶电泳法检测工程菌中绿色荧光蛋白的表达

一、实 验 目 的

1. 掌握绿色荧光蛋白（GFP）和 SDS-聚丙烯酰胺凝胶电泳（SDS-PAGE）的背景知识。

2. 掌握 SDS-聚丙烯酰胺凝胶电泳（SDS-PAGE）蛋白分离技术。

3. 掌握考马斯亮蓝蛋白质染色技术。

二、实 验 原 理

GFP 是一类存在于包括水母、水螅和珊瑚等腔肠动物体内的生物发光蛋白，当受到紫外光或蓝光激发时，发射绿色荧光。其独特之处在于：它产生荧光无须底物或辅因子，发色团由其蛋白质一级序列固有的来源于水母的氨基酸残基组成。水母的绿色荧光蛋白很稳定，无种属限制，已在多种动植物细胞中表达成功并产生荧光。GFP 在水母中之所以能发光，是因为水母素和 GFP 之间发生了能量转移。水母素在钙刺激下发光，其能量可转移到 GFP，刺激 GFP 发光。这是物理化学中已知的荧光共振能量转移（FRET）在生物中的发现。

尽管野生型 GFP 发出很绚丽的荧光，但它还是有不少缺点，如有两个激发峰，光稳定性不好，在 37℃不能正确折叠。1995 年钱永健完成单点突变（S65T）。这个突变显著提高了 GFP 的光谱性质，荧光强度和光稳定性也大大增强。突变后的 GFP 激发峰转移至 488nm，而发射峰仍保持在 509nm，这和常用的荧光素异硫氰酸盐（FITC）滤光片匹配，提高了 GFP 的应用潜力。而 F64L 点突变则改善了 GFP 在 37℃的折叠能力，综上就产生了增强型 GFP，也就是我们常见的 eGFP。2008 年下村修、查尔菲和钱永健共同获得诺贝尔化学奖。

GFP 的荧光受外界的影响较小，另外 GFP 的检测十分方便，而对细胞的伤害极小。由于这些优点，GFP 已经成为检测体内基因表达及细胞内蛋白质原位定位的极为重要的报告分子。

GFP 是一种自身催化形成生色团并在蓝光或紫外光激发下发出绿色荧光的蛋白，绿色荧光蛋白是由 238 个氨基酸组成的多肽，约 27kDa，野生型 GFP 在 395nm 和 475nm 分别有主要和次要激发峰，发射峰在509nm；eGFP激发峰转移至488nm，发射峰仍保持在509nm。

十二烷基硫酸钠（sodium dodecylsulfate，SDS）是一种带有大量负电荷的阴离子表面活性剂。在聚丙烯酰胺凝胶系统中加入SDS，当SDS浓度大于1mmol/L时，大多数蛋白质和SDS按照1.4g SDS∶1g蛋白质的比例结合，形成SDS-蛋白质复合物。因为SDS的硫酸根带负电，故SDS-蛋白质复合物都带上了相同密度的负电荷，其电量大大超过了蛋白质分子原有的电荷量，从而掩盖了不同种类蛋白质间所带的电荷差异。同时，SDS与蛋白质结合后，还引起了蛋白质构象的改变，SDS能打开蛋白质分子间的氢键和疏水键，使蛋白质变性成为松散的线状，在水溶液中的形状都近似椭圆柱形。因此，在电泳中，迁移率仅取决于蛋白质-SDS复合物的大小，也就是取决于蛋白质分子量的大小，而与蛋白质原来所带电荷量无关。据经验得知，当蛋白质的分子量在12 000～165 000时，蛋白质-SDS复合物的电泳迁移率与蛋白质分子量的对数呈线性关系：

$$\lg MW=\lg K-bm \qquad (2\text{-}3\text{-}2)$$

上式中，MW为蛋白质的分子量，*m*为相对迁移率，*K*为常数，*b*为斜率。若将几种已知分子量的标准蛋白质在SDS-PAGE中的电泳迁移率对分子量的对数作图，可获得一条标准曲线。待测蛋白质在相同条件下进行电泳，根据其电泳迁移率就能在标准曲线上求得其分子量。

SDS-PAGE 可以用圆盘电泳，也可以用垂直板状电泳。本实验用目前常用的垂直板状电泳，样品的起点一致，便于比较。

三、实验试剂与器材

材料：经异丙基硫代-β-D-半乳糖苷（IPTG）诱导表达绿色荧光蛋白（GFP）的BL21菌液。

试剂：丙烯酰胺、蒸馏水、pH 6.8 Tirs溶液、pH 8.8 Tris溶液、过硫酸铵、10%SDS溶液、TEMED、SDS-PAGE电泳缓冲液、蛋白上样缓冲液、蛋白分子量指示剂、考马斯亮蓝染色液等。

器材：聚丙烯酰胺凝胶电泳仪、蛋白染色表面皿、灌胶烧杯、移液器等。

四、实验步骤

（1）配制LB液体培养基，高压灭菌，摇菌（BL21菌株），IPTG活化，4℃保存。

（2）安装垂直板状电泳槽：先将垂直板状电泳槽和两块玻璃洗净，晾干。将长、短玻璃板分别插到U形硅橡胶带的凹形槽中。注意勿用手接触灌胶面的玻璃。玻璃板之间留有空隙，两边用夹子夹住。用蒸馏水灌注到夹板中，观察是否漏液。

（3）配胶及凝胶板的制备（按12cm×8cm×0.2cm凝胶板计）

1）分子量不同的蛋白质选用不同浓度的分离胶。不同浓度的凝胶孔径不同。

2）凝胶的制备见表2-3-3。

表2-3-3 分离胶与浓缩胶成分配制表

试剂	10%分离胶（mL）	12%分离胶（mL）	5%浓缩胶（mL）
30%丙烯酰胺	6.7	8	1.67
H_2O	7.9	6.6	6.5

续表

试剂	10%分离胶（mL）	12%分离胶（mL）	5%浓缩胶（mL）
分离胶缓冲液（pH 8.8）	5	5	—
浓缩胶缓冲液（pH 6.8）	—	—	1.6
10%SDS	0.2	0.2	0.1
10%过硫酸铵	0.2	0.2	0.1
TEMED	0.01	0.01	0.01

按表 2-3-3 配制 20mL 12%分离胶，立即混匀，用细长头滴管将凝胶液加至长、短玻璃板间的缝隙内，沿着长玻璃板的内面慢慢地加入，小心不要产生气泡，将胶液加到距短玻璃板上沿约 2cm 处为止。用细滴管或 1mL 注射器取少许蒸馏水，沿玻璃板壁缓慢注入少量水以进行水封。约 30min 后，凝胶与水封层间出现折射率不同的界线，则表示凝胶完全聚合。倾去水封层的蒸馏水，再用滤纸条吸去多余水分。

按表 2-3-3 配制 10mL 5%浓缩胶，混匀，用细长头滴管将浓缩胶加到已聚合的分离胶上方，直至距离短玻璃板上缘约 0.5cm 处，轻轻将样品槽模板（“梳子”）插入浓缩胶内，两边平直，小心避免气泡混入，室温约 30min 后凝胶聚合。小心拔去样品槽模板，用窄条滤纸吸去样品凹槽中多余的水分，将 pH 8.3 电极缓冲液倒入上、下贮槽中，应没过短玻璃板约 0.5cm 以上，即可准备加样。

（4）提取菌蛋白：分别取 IPTG 活化和未活化的菌液 2mL（用标记笔标记）置于 EP 管后，4000*g* 离心 5min，离心后弃上清；加入 100μL SDS-PAGE 电泳缓冲液重悬后加入 20μL 蛋白上样缓冲液，反复吹打；100℃金属浴 10min 后准备上样。

（5）加样：每个样品槽内，只加一个样品或已知分子量的混合标准蛋白质，加样体积要根据凝胶厚度及样品浓度灵活掌握，一般加样体积为 20～50μL（含蛋白质 2～10μg）。如样品槽中有气泡，可用注射器针头挑除。加样时，将微量注射器的针头通过电极缓冲液伸入加样槽内，尽量接近底部。轻轻推动微量注射器，注意针头勿碰破凹形槽胶面。由于样品溶解液中含有比重较大的甘油，因此样品液会自动沉降在凝胶表面形成样品层。

（6）电泳加样完毕，连接电泳仪与电泳槽，上槽接负极，下槽接正极。打开电源，将电流调至 20mA，电压开始用 80V 恒压，待样品中的溴酚蓝指示剂进入分离胶后，将电压调至 60V，电泳约 2h，在染料向前迁移至距硅橡胶框底边约 2cm 处即停止电泳。

（7）凝胶板剥离与固定：电泳结束后，取下凝胶板，卸下胶框，用不锈钢药铲或镊子小心撬开短玻璃板。取出凝胶放置于蒸馏水中煮沸，沸腾后停止加热，取出凝胶，加入新的蒸馏水后继续煮沸一次（为了增加蛋白与考马斯亮蓝结合效率）。

（8）染色与脱色：将考马斯亮蓝染色液倒入装有煮沸后凝胶的培养皿中，染色 30min 左右，回收染色液，用蒸馏水再次煮沸，反复漂洗，直至本底无色、蛋白质区带清晰为止。

（9）肉眼可见蛋白指示剂 27kDa 附近，IPTG 活化后的 BL21 有条带，而未经 IPTG 活化的 BL21 菌株总蛋白中未见条带。

五、实验报告

1. 将 SDS-PAGE 后的染色结果拍照保留。

2. 聚丙烯酰胺凝胶的各主要成分的作用有哪些？

六、注意事项

（1）防毒：丙烯酰胺是有毒试剂，操作时务必小心，切勿接触皮肤或溅入眼内，操作后注意洗手，TEMED 催化剂在注胶前才加入，加完要迅速注胶。

（2）电泳前，玻璃板要对齐，防止漏液。电泳时，电泳仪与电泳槽间正、负极不能接错，以免样品反方向泳动，电泳时应选用合适的电流、电压，过高或过低均可影响电泳效果。

（3）我们应根据未知样品的估计分子量，选择合适凝胶浓度。只有在合适范围内，样品分子量的对数与迁移率呈线性关系，才能较准确地反映未知样品的分子量。

（马文康）

实验四　蛋白质印迹分析

一、实验目的

1. 掌握蛋白质印迹技术的基本原理。

2. 熟悉蛋白质印迹技术的操作流程和应用。

二、实验原理

蛋白质印迹技术通常是将待分析的样品在 SDS-PAGE 上进行电泳后把已分开的蛋白质区带从凝胶转移到固相底物（如 PVDF 膜）上，形成完好的蛋白质区带复制物。此复制物稳定而且容易与随后加入的抗体（抗体起特异性探针作用）反应，加入的抗体是对待测蛋白质专一的，故可用免疫检测法检测要分析的蛋白质区带或功能分子。这种方法包括蛋白质转移和免疫化学检测两个过程，所以它又称为免疫印迹法。免疫印迹法可分为电印迹法和被动扩散印迹法，目前多采用电印迹法，其优点在于电泳转移后，将蛋白质浓缩印迹在固相底物上，不产生扩散，能得到原凝胶上蛋白质区带的真实复制物。这样就给各种处理和检测带来许多有利条件，可以在固相底物上进行染色或放射自显影，省去了凝胶上染色或制成干片的烦琐操作，易于保存，既省事，又简便。同时在转移过程中样品中的 SDS、巯基乙醇等干扰物质易被除去，从而能使蛋白质恢复天然构象和生物活性，就可使在凝胶上很难进行的同位素标记抗体和酶标抗体法能在固相底物上实现，灵敏地检出极微量的抗原，大大提高印迹效率和缩短实验周期，转移电泳可应用于一切依赖于形成蛋白质-配体复合物的分析检测。

三、实验试剂和器材

器材：电转移装置、高压锅、玻璃匀浆器、高速离心机、分光光度仪、–20℃低温冰箱、垂直板状电泳装置、恒温水浴摇床、多用脱色摇床等。

试剂：PVDF 膜、单去污剂裂解液、0.01mol/L PBS（pH 7.3）、10%分离胶、4%浓缩胶、考马斯亮蓝 G_{250} 溶液、0.15mol/L NaCl 溶液、2×（5×）SDS 上样缓冲液、电泳缓冲液、转移缓冲液、10×丽春红染液、封闭液、三羟甲基氨基甲烷-吐温 20 缓冲液（TBST）、TBS、洗脱抗体缓冲液、显影液、定影液、抗体、化学发光试剂等。

试剂配制：

（1）母液

1）1.0mol/L Tris-HCl

Tris（MW=121.14） 30.29g

蒸馏水 200mL

溶解后，用浓盐酸调 pH 至所需点，最后用蒸馏水定容至 250mL，高温灭菌后室温下保存。

pH	HCl
7.4	约 17mL
7.5	约 16mL
7.6	约 15mL

2）1.74mg/mL（10mmol/L）苯甲基磺酰氟（PMSF）

PMSF 0.174g

异丙醇 100mL

溶解后，分装于 1.5mL 离心管中，–20℃保存。

3）0.2mol/L NaH_2PO_4

NaH_2PO_4（MW=119.98） 12g

蒸馏水至 500mL

溶解后，高压灭菌，室温保存。

4）0.2mol/L Na_2HPO_4

$Na_2HPO_4 \cdot 12H_2O$（MW 358.14） 71.6g

蒸馏水至 1000mL

溶解后，高压灭菌，室温保存。

5）10%SDS

SDS 10g

蒸馏水至 100mL

50℃水浴下溶解，室温保存。如在长期保存中出现沉淀，水浴溶化后，仍可使用。

6）10%过硫酸铵（AP）

过硫酸铵 0.1g

超纯水 1.0mL

溶解后，4℃保存，保存时间为 1 周。

7）1.5mol/L Tris-HCl（pH 8.8）

Tris（MW=121.14） 45.43g

超纯水 200mL

溶解后，用浓盐酸调 pH 至 8.8，最后用超纯水定容至 250mL，高温灭菌后室温下保存。

8）0.5mol/L Tris-HCl（pH 6.8）

Tris（MW=121.14） 15.14g

超纯水 200mL

溶解后，用浓盐酸调 pH 至 6.8，最后用超纯水定容至 250mL，高温灭菌后室温下保存。

9）40%Acr/Bic（37.5∶1）

丙烯酰胺（Acr）	37.5g
甲叉双丙烯酰胺（Bic）	1g
超纯水至	100mL

37℃下溶解后，4℃保存。使用时恢复至室温且无沉淀。

10）20%Tween-20

Tween-20	20mL
蒸馏水至	100mL

混匀后4℃保存。

（2）使用液

1）单去污剂裂解液（50mmol/L Tris-HCl pH 8.0，150mmol/L NaCl，1%Triton X-100，100μg/mL PMSF）：

1mol/L Tris-HCl（pH 8.0）	2.5mL
NaCl	0.438g
Triton X-100	0.5mL
蒸馏水至	50mL

混匀后，4℃保存。使用时，加入PMSF至终浓度为100μg/mL（0.87mL裂解液加入1.74mg/mL PMSF 50μL）。

2）0.01mol/L PBS（pH 7.2～7.4）

0.2mol/L NaH_2PO_4	19mL
0.2mol/L Na_2HPO_4	81mL
NaCl	17g
蒸馏水至	2000mL

3）考马斯亮蓝 G_{250} 溶液（测蛋白质含量专用）

考马斯亮蓝 G_{250}	100mg
95%乙醇	50mL
磷酸	100mL
蒸馏水至	1000mL

配制时，先用95%乙醇溶解考马斯亮蓝 G_{250} 染料，再加入磷酸和水，混匀后，用滤纸过滤，4℃保存。

4）0.15mol/L NaCl

NaCl（MW=58.44）	0.877g
蒸馏水至	100mL

高温灭菌后，室温保存。

5）100mg/mL 牛血清白蛋白（BSA）

BSA	0.1g
0.15mol/L NaCl	1mL

溶解后，–20℃保存。制作蛋白标准曲线时，用0.15mol/L NaCl进行100倍稀释成1mg/mL，–20℃保存。

6）10%分离胶和 4%浓缩胶

	10%分离胶（两块胶，10mL）	4%浓缩胶（两块胶，5mL）
超纯水	4.85mL	3.16mL
40%Acr/Bic（37.5∶1）	2.5mL	0.5mL
1.5mol/L Tris-HCl（pH 8.8）	2.5mL	—
0.5mol/L Tris-HCl（pH 6.8）	—	1.26mL
10%SDS	100μL	50μL
10%AP（过硫酸铵）	50μL	25μL
TEMED	5μL	5μL

加 TEMED 后，立即混匀即可灌胶。

7）还原型 5×SDS 上样缓冲液（0.25mol/L Tris-HCl pH 6.8，0.5mol/L 二硫苏糖醇，10% SDS，0.5%溴酚蓝，50%甘油）

0.5mol/L Tris-HCl（pH 6.8）	2.5mL
二硫苏糖醇（DTT，MW=154.5）	0.39g
SDS	0.5g
溴酚蓝	0.025g
甘油	2.5mL

混匀后，分装于 1.5mL 离心管中，4℃保存。

8）电泳缓冲液（25mmol/L Tris，0.25mol/L 甘氨酸，0.1% SDS）

Tris（MW=121.14）	3.03g
甘氨酸（MW=75.07）	18.77g
SDS	1g
蒸馏水至	1000mL

溶解后室温保存，此溶液可重复使用 3～5 次。

9）转移缓冲液（48mmol/L Tris，39mmol/L 甘氨酸，20%甲醇）

甘氨酸（MW=75.07）	303g
Tris（MW=121.14）	14.41g
甲醇	200mL
蒸馏水至	1000mL

溶解后室温保存，此溶液可重复使用 3～5 次。

10）10×丽春红染液

丽春红 S	2g
三氯乙酸	30g
磺基水杨酸	30g
蒸馏水至	100mL

使用时将其稀释 10 倍。

11）TBS 缓冲液（100mmol/L Tris-HCl pH 7.5，150mmol/L NaCl）

1mol/L Tris-HCl（pH 7.5）	10mL
NaCl	8.8g

蒸馏水至　　1000mL

12）TBST 缓冲液（含 0.05%Tween-20 的 TBS 缓冲液）

20%Tween-20　　1.65mL

TBS　　700mL

混匀后即可使用，最好现用现配。

13）封闭液（含 5%脱脂奶粉的 TBST 缓冲液）

脱脂奶粉　　5g

TBST　　100mL

溶解后 4℃保存。使用时，恢复室温，用量盖过膜面即可，一次性使用。

14）抗体：用 TBST 稀释至一定浓度使用，每张膜需 0.5mL。

四、实验步骤

1. SDS-PAGE 电泳　参照实验三。

2. 转膜

（1）湿法：剥胶。要先将玻璃板撬掉才可剥胶，撬的时候动作要轻，要在两个边上轻轻地反复撬。撬一会儿玻璃板便开始松动，直到撬去玻璃板（撬时一定要小心，玻璃板很易裂）。除去小玻璃板后，将浓缩胶轻轻刮去（浓缩胶影响操作），要避免把分离胶刮破。

电泳结束后将胶条割至合适大小，用转膜缓冲液平衡。切滤纸和膜时一定要戴手套，因为手上的蛋白会污染膜。膜处理：预先裁好与胶条同样大小的滤纸和 PVDF 膜，将切好的 PVDF 膜置于甲醇中活化后浸入转膜缓冲液中 2min。

在加有转移液的搪瓷盘里放入转膜用的夹子、两块海绵垫、一支玻璃棒、滤纸和浸过的 PVDF 膜。

1）平放底部电极（阴极），放一张海绵垫片。

2）在海绵垫片上放置 3 张用转移缓冲液浸泡过的滤纸，逐张叠放，对齐，然后用一玻璃棒作滚筒以挤出所有气泡，必要时可滴加转膜液润湿。

3）取出浸在转膜液中的凝胶平放于滤纸上，排出所有气泡。

4）把 PVDF 膜放在聚丙烯酰胺凝胶上，PVDF 膜与聚丙烯酰胺凝胶之间不留有气泡。

5）把最后 3 张滤纸放在 PVDF 膜上方，同样须确保不留气泡。

6）放上另一张海绵垫片，盖上阳极板，夹紧。保证对凝胶有一定的压力。将夹子放入转移槽槽中，电泳，注意正负极。电转移时会产热，在槽的一边放一块冰来降温。一般用 80V 转移 2h。

（2）半干法：转膜装置从下至上依次按阳极碳板、3 层滤纸、PVDF 膜、凝胶、3 层滤纸、阴极碳板的顺序放好，滤纸、凝胶、PVDF 膜精确对齐，每一步去除气泡，上压 500g 重物，将碳板上多余的液体吸干。接通电源，恒流 $1mA/cm^2$，转移 1.5h。

3. 免疫反应、显色

（1）将膜用 TBS 从下向上浸湿后，移至含有封闭液（TBST 配制 5%脱脂奶粉）的平皿中，室温下脱色摇床上摇动封闭 1h。

（2）将一抗用 TBST 稀释至适当浓度（在 1.5mL 离心管中）；撕下适当大小的保鲜膜铺于实验台面上，四角用水浸湿以使保鲜膜保持平整；将抗体溶液加到保鲜膜上；从封闭液中取出膜，用滤纸吸去残留液后，将膜蛋白面朝下放于抗体液面上，掀动膜四角以赶出残留气泡；室温下孵育 2h 或 4℃冰箱过夜后，用 TBST 在室温下脱色摇床上洗 3 次，每次 10min。

（3）同上方法准备二抗稀释液并与膜接触，室温下孵育 1～2h 后，用 TBST 在室温下脱色摇床上洗 3 次，每次 10min。进行化学发光反应。

4. 化学发光，显影　用 ECL 化学发光显影液不断地在膜的一个角吹吸显色液，大约 0.5min 后就能看到显色的条带。

5. 凝胶图像分析　将膜片进行扫描或拍照，用凝胶图像处理系统分析目标带的分子量和净光密度值。

五、注 意 事 项

1. 蛋白质印迹中转移在膜上的蛋白处于变性状态，空间结构改变，因此那些识别空间表位的抗体不能用于蛋白质印迹检测。

2. 一抗、二抗的稀释度、作用时间和温度对不同的蛋白质要经过预实验确定最佳条件。

3. 对目的蛋白表达做定量分析，需要有内参蛋白做对照。

（马文康）

实验五　RNA 的提取与电泳鉴定

一、实 验 目 的

了解和掌握 RNA 提取的基本方法。本实验以 BL21 菌株为例。

二、实 验 原 理

研究基因的表达和调控时常常要从组织和细胞或细菌中分离和纯化 RNA。RNA 质量的高低常常影响 cDNA 库，RT-PCR 等分子生物学实验的成败。由于细胞内大部分 RNA 是以核糖核蛋白复合体的形式存在，所以在提取 RNA 的时候要利用高浓度的蛋白质变性剂，迅速破坏细胞结构，使核蛋白与 RNA 分离，释放出 RNA，再通过酚、氯仿等有机溶剂处理，使 RNA 与其他细胞组分分离，得到纯化的总 RNA。提取缓冲液中一般含有 SDS、酚、氯仿、胍盐等蛋白质变性剂，能抑制 RNase 活性并有助于除去非核酸成分。

Trizol 是一种新型总 RNA 抽提试剂，Trizol 法即异硫氰酸胍-苯酚法，异硫氰酸胍可以抑制 RNA 酶、防止 RNA 的降解，而酚的作用是使蛋白质变性。其原理是内含异硫氰酸胍能迅速破碎细胞，同时使核糖核蛋白复合体中的蛋白质变性并释放出核酸；由于释放出的 DNA 和 RNA 在特定 pH 下的溶解度不同，且分别位于中间相和水相，从而使 DNA 和 RNA 得到分离；取出水相后，通过有机溶剂（氯仿）抽提及异丙醇沉淀，可得到纯净的 RNA。

热硼酸法（hot-borate，HB）的原理是将硼酸缓冲体系、蛋白酶 K 消化蛋白和 LiCl 选择性沉淀 RNA 等步骤偶联在一起。硼酸可与酚类化合物依靠氢键形成复合物，二硫苏糖醇（DTT）作为还原剂，NP-40 裂解液可阻止酚类物质氧化，聚乙烯吡咯烷酮（PVP）可与多酚化合物形成复合体，这些物质都可以抑制植物组织中酚类物质的氧化及其与 RNA 的结合，通过 LiCl 沉淀剩余的酚类物质，从而与 RNA 分开。

异硫氰酸胍法（guanidine thiocyanate，GT）的提取液包括 4mol/L 异硫氰酸胍、25mmol/L 柠檬酸钠（pH 7.0）、0.5%十二烷基硫酸钠、0.1mol/L β-巯基乙醇。其中，异硫氰酸胍作为强变性剂能释放细胞中的蛋白质，使核酸解聚，并有效解离核蛋白与核酸的复合体，与 β-巯基乙醇共同对 RNase 产生强烈的抑制作用，这样能破裂细胞并迅速释放核酸，然后通过 CsCl 密度梯度离心去除 DNA，有效地得到总 RNA。

SDS 法的提取液有 0.1mol/L Tris-HCl（pH 8.0）、0.05mol/L EDTA（pH 8.0）、0.5mol/L NaCl、1.5% SDS、0.01% β-巯基乙醇。SDS 是一种离子去污剂，能从低离子强度溶液中沉淀核酸与酸性多聚糖；EDTA 以螯合二价金属离子，抑制 RNA 酶的活性，防止 RNA 降解；Tris-HCl 不仅起缓冲作用，还可防止 RNA 降解；NaCl 溶液可提供缓冲反应环境。在缓冲液中加入抗氧化剂或强还原剂（如 β-巯基乙醇），可以降低酶类（尤其是氧化酶类）的活性。通过苯酚和氯仿等有机溶剂的抽提去除蛋白质、多糖和酚类等杂质后，加入无水乙醇进行沉淀，即可使 RNA 分离出来。

十六烷基三甲基溴化铵（hexadecyl trimethyl ammonium bromide，CTAB）法的抽提缓冲液包括 2% CTAB、100mmol/L Tris-HCl（pH 8.0）、1.4mol/L NaCl、20mmol/L EDTA（pH 8.0）。其中，CTAB 作为离子型表面活性剂，能溶解细胞膜和核膜蛋白，使核蛋白解聚，从而使 RNA 得以游离出来；EDTA 以螯合二价金属离子抑制 RNA 酶的活性，防止 RNA 降解；Tris-HCl 不仅起缓冲作用，还可防止 RNA 降解；NaCl 溶液提供缓冲反应环境。在缓冲液中加入抗氧化剂或强还原剂（如 β-巯基乙醇），以降低酶类（尤其是氧化酶类）的活性。而添加的苯酚和氯仿等有机溶剂能使蛋白质变性并使抽提液分相，由于 RNA 溶于水相，因此经离心后即可从抽提液中去除细胞碎片和大部分蛋白质；上清液中加入的无水乙醇可使 RNA 沉淀，将沉淀出的 RNA 溶于 Tris-EDTA 缓冲液（TE）中即得 RNA 溶液；添加的还原剂（如 β-巯基乙醇）和螯合剂（如 PVP）可防止多酚氧化；低浓度乙醇或乙酸钾可去除多糖，从而达到高度纯化 RNA 的目的。

上述 5 种 RNA 提取方法主要包括以下几个基本步骤：

（1）彻底破裂细胞。

（2）使核糖核蛋白复合体中的蛋白质充分变性，实现核蛋白与核酸的分离。

（3）抑制内源和外源 RNA 酶的活性，防止 RNA 受污染而降解。

（4）将 RNA 与 DNA、蛋白质、多酚、多糖等物质分离。

（5）检测 RNA 的质量。

上述 5 种提取方法各有优缺点。Trizol 法操作简单、材料用量少，但其价格高且较难提取得到高质量 RNA；热硼酸法获得的 RNA 纯度最高，但完整性一般，所需药品多、价格高，且提取时间也较长、操作较复杂，容易被外源 RNA 酶降解；异硫氰酸胍法，异硫氰酸胍能强烈抑制果实及提取液中 RNase 的活性，方法操作简单、完整性好、产量高、所需时间短、成本低，但提取的 RNA 纯度不是很高，需要用试剂盒法或其他方法作进一步纯化；SDS 法可以有效去除多糖和酚类物质，但提取的 RNA 纯度仍不是很高；CTAB 法所提取的总 RNA 完整性最好，获得的数量也比较大，且所需药品简单。

本实验主要讲述利用 Trizol 提取 BL21 菌株 RNA 的方法。

三、实验试剂和器材

材料：动物组织、细菌（以 BL21 菌株为例）或细胞。
试剂：液氮、三氯甲烷（氯仿）、异丙醇、75%乙醇、RNase free 水（无 RNA 酶水）等。
器材：EP 管、离心机、研钵、水浴锅、电泳仪、紫外分光光度计等。

四、实 验 步 骤

1. 组织匀浆

（1）取 2mL EP 管，加入 1mL BL21 菌液，5000g 离心 5min，去上清。
（2）每管加入 0.5mL 的苯酚-异硫氰酸胍试剂，将沉淀吹打均匀。

2. 相分离 加入 0.1mL 氯仿，加盖后用手剧烈摇晃 15s，在 15～30℃放置 2～3min，然后离心 12 000g，15min，2～8℃。离心后分成三层，下面的红色层为酚-氯仿相，一个中间层，上层是无色的水相。RNA 只存在于水相中。

3. RNA 沉淀 将上层水相约 250μL 转移到另一干净的 EP 管中，加入等体积异丙醇，静置 10min，15～30℃，然后离心 12 000g，10min，2～8℃。离心后可以在管的侧壁和底部看到絮状胶样沉淀，此即 RNA 沉淀。

4. RNA 洗涤 去上清，加入 0.5mL 75%乙醇洗涤 RNA 沉淀，振荡器混匀，离心 7500g，5min，2～8℃。

5. RNA 再溶解 去上清，置真空或空气中 5～10min，干燥 RNA 沉淀（不能在真空中离心干燥）。注意：不能将 RNA 沉淀完全干燥，这样会极大地降低它的溶解度。溶解的 RNA 样品 A_{260}/A_{280} 值应接近 2.0。

用无 RNA 酶水或 0.5% SDS 溶液重悬 RNA 沉淀，用枪头反复吹打几次，55～60℃静置 10min。测浓度后−80℃保存。

6. 测浓度 Nanodrop 上样测 RNA 浓度、A_{260}/A_{280} 值等。

五、注 意 事 项

1. RNA 是极易降解的核酸分子，因此提取总 RNA 必须在无 RNA 酶的环境中，操作时戴口罩、手套，使用无 RNA 酶污染的试剂、材料和容器。
2. 所有操作尽量在低温条件下进行，低温条件可降低 RNA 酶活性。
3. 实验中会有一些对人体有害的化学物质，避免直接接触。

（周问渠）

实验六 反转录 PCR

一、实 验 目 的

1. 了解并掌握反转录 PCR（RT-PCR）的原理及实验方法。
2. 熟悉 PCR 技术的原理和基本步骤。
本实验以 BL21 菌株为例。

二、实验原理

PCR 是利用模板变性、引物退火和引物延伸的多个循环来扩增 DNA 序列。

RT-PCR 是以 mRNA 作为模板，首先在反转录酶的作用下将 RNA 进行反转录，因拷贝 DNA 的核苷酸序列与模板 mRNA 完全互补，因此称之为互补 DNA（cDNA）；然后再以 cDNA 链为模板，以四种脱氧核苷三磷酸（dNTP）为材料，利用 DNA 聚合酶，在引物[基因特异性引物、寡核苷酶（Oligo dT）引物或随机引物]的引导下复制出大量的 cDNA 或目的片段。

RT-PCR 实验中需要反转录酶的参与。反转录酶是一类存在于部分 RNA 病毒中具有反转录活性、能以单链 RNA 为模板合成 DNA 的酶。通常情况下，先由 RNA（BL21 菌株提取的 RNA）在反转录酶的帮助下反转录合成 cDNA，再由 cDNA 生成 DNA。反转录酶都具有多种酶活性，主要包括：

1. DNA 聚合酶活性　以亲代 DNA 为模板，催化 dNTP 聚合成 DNA 的过程。此酶需要 RNA 为引物，多为色氨酸的 tRNA，在引物 tRNA 3′端以 5′→3′方向合成 DNA。反转录酶中不具有 3′→5′外切酶活性，因此没有校正功能，所以由反转录酶催化合成的 DNA 出错率比较高。

2. RNase H 活性　由反转录酶催化合成的 cDNA 与模板 RNA 形成的杂交分子，将由 RNase H 从 RNA 5'端水解掉 RNA 分子。

3. DNA 指导的 DNA 聚合酶活性　以反转录合成的第一条 DNA 单链为模板，以 dNTP 为底物，再合成第二条 DNA 分子。

除此之外，有些反转录酶还有 DNA 内切酶活性，这可能与病毒基因整合到宿主细胞染色体 DNA 中有关。

反转录酶有两种，一种来源于哺乳类（M-MLV），另一种来源于鸟类（AMV）。

M-MLV 反转录酶来自鼠白血病反转录酶，最适温度为 37℃，在更高温度下，M-MLV 不稳定。但 M-MLV 可合成更长的产物，这一特点对引物延伸反应不适用，因引物延伸反应所得的产物一般较短，为 100～500 个核苷酸。

AMV 反转录酶分离自禽类成髓细胞瘤病毒（图 2-3-1）。分离得到的酶是分子质量为 157kDa 的 αβ 全酶。AMV 反转录酶经高度纯化，完全无核酸酶污染，可用于 cDNA 合成，也可用于 RNA 和 DNA 的双脱氧测序。AMV 反转录酶以总 RNA 或 Poly（A）+RNA 为模板，最适反应温度在 42～55℃，最高可达 60℃，如果使用焦磷酸钠，最适温度为 37～41℃。反应效率：5U/reaction，RNase H 活性较弱。按照标准使用方法可以得到长至 10～12kb 的 cDNA。特点：

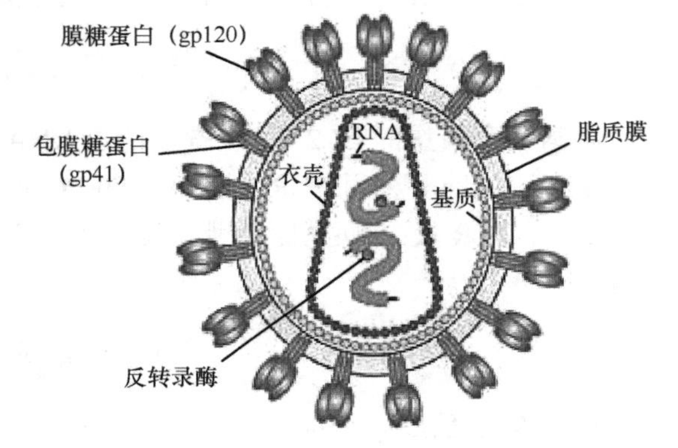

图 2-3-1　AMV 反转录酶结构图

（1）高灵敏度。

（2）高得率。

（3）高达 60℃的反应温度可有效打开 RNA 二级结构。

（4）可合成长至 10～12kb 的 cDNA。

（5）RT 反应液可适用不同用途。

通常 M-MLV 用于普通的 RT 反应，AMV 用于基因比较复杂、有二级结构或 GC 含量较高的 RT 反应，在实验时也要注意温度等条件对酶的影响，以此选择正确的反转录酶。

在引物的选择方面，遵循的原则见表 2-3-4。

表 2-3-4 引物的差别

随机引物	适用于长的或具有发卡结构的 RNA。适用于 rRNA、mRNA、tRNA 等所有 RNA 的反转录反应。主要用于单一模板的 RT-PCR 反应
Oligo dT 引物	适用于具有 Poly（A）尾的 RNA。由于 Oligo dT 引物需要结合到 mRNA 上 Poly（A）尾端，故对 RNA 样品的质量要求较高，即使有少量降解也会使全长 cDNA 合成量大大减少
基因特异性引物（GSP）	是与模板序列互补的引物，适用于目的序列已知的情况

RT-PCR 可以一步法或两步法的形式进行。在两步法 RT-PCR 中，cDNA 的合成首先在反转录缓冲液中进行，然后取出 1/10 的反应产物进行 PCR。一步法 RT-PCR 的 cDNA 合成和扩增反应在同一管中进行，不需要打开管盖和转移。两步法 RT-PCR 比较常见，而一步法 RT-PCR 也具有其优点（表 2-3-5），本实验采用两步法。

表 2-3-5 一步法和两步法 RT-PCR 的比较

项目	两步法	一步法
引物选择	Oligo dT 引物、随机六聚体、GSP	GSP
优点	灵活，提高扩增特异性，适用于在单个样品中检测或克隆多个基因的 mRNA	方便，转管步骤少，减少污染可能性，适用于定量 PCR 与大量样品分析

RT-PCR 用于检测细胞中基因表达水平，细胞中 RNA 病毒的含量和直接克隆特定基因的 cDNA 序列，技术灵敏而且用途广泛，比其他包括 Northern 印迹、RNase 保护分析、原位杂交及 S1 核酸酶分析在内的 RNA 分析技术更灵敏、更易于操作。

三、实验试剂和器材

材料：高质量的 BL21 菌株提取的总 RNA、Takara 公司反转录试剂盒。

试剂：Takara 公司 PCR 预混液、DEPC 水等。

器材：PCR 仪；离心机；琼脂糖凝胶电泳槽；稳压稳流电泳仪；凝胶成像系统；微量加样器等。

四、实验步骤

1. 反转录反应

在 PCR 管中，加入 10μL 反应体系如下：

5 倍的缓冲液	2μL
反转录酶 I	0.5μL
Oligo dT 引物	0.5μL
随机引物	0.5μL

模板 RNA　　500ng
无 RNA 酶水至　　10μL

将 PCR 管放入 PCR 仪中 37℃反应 15min 后，85℃加热 5s 以终止反应。得到 BL21 菌株的 cDNA 模板。

2. BL21 菌种中目的基因的 PCR 扩增

（1）取 PCR 管，依次加入表 2-3-6 中试剂。

表 2-3-6　PCR 20μL 体系加样表

试剂	剂量
Premix Taq（Ex Taq Version 2.0）	10μL
上下游引物（2μmol/L）	4μL
cDNA 模板（BL21 菌株）	0.5μL
ddH_2O	5.5μL

（2）离心。

（3）PCR 扩增，参数分别为：①95℃预变性 2min，1 个循环。②95℃变性 30s，55℃退火 30s，72℃延伸 30s，25 个循环。③72℃延伸 1min，停止反应 4℃，恒久保持 4℃，1 个循环。

3. 结果分析　取 5μL PCR 产物经上样缓冲液混匀后在 1%琼脂糖凝胶电泳中进行鉴定。

五、注意事项

实验要采用高纯度、完整性好的 RNA，小心 RNA 污染。

（周问渠）

实验七　肾上腺素、胰岛素对兔血糖浓度的影响

一、实验目的

1. 掌握血糖含量测定的原理与方法。

2. 掌握血糖含量的正常范围及生理意义。

3. 熟悉血糖含量的调节机制，掌握肾上腺素和胰岛素对血糖含量的影响。

二、实验原理

血液中的葡萄糖称为血糖，正常人空腹静脉血糖含量为 3.89～6.11mmol/L。血糖含量的相对恒定，是机体对糖的代谢来源和代谢去路进行精细调节，使之维持动态平衡的结果。血糖含量的测定是反映体内糖代谢状况的一项重要指标。正常人和动物的血糖浓度受多种激素调节而维持相对恒定。

升糖激素与降糖激素的作用相互对抗又彼此协调，共同维持着血糖浓度的恒定。肾上腺素是重要的升糖激素，它通过增加血糖的代谢来源，减少其代谢去路而使血糖浓度增高。胰岛素是唯一的降糖激素，其作用是增加血糖的代谢去路，而减少其代谢来源。一旦胰岛

素分泌障碍，必然导致高血糖，甚至出现尿糖。本实验通过给家兔注射肾上腺素和胰岛素，对比注射前后血糖浓度的变化，观察激素对血糖浓度的影响。

三、实验试剂和器材

试剂：胰岛素注射液（市售胰岛素 40U/mL），肾上腺素注射液（市售肾上腺素 1mg/mL），25%葡萄糖注射液。

器材：吸管、分光光度计、电热恒温水浴箱、碘酒棉球、酒精棉球、注射器等。

四、实 验 步 骤

（一）动物准备取血

1. 取预先饥饿一昼夜（或空腹 16h 以上）的家兔 2 只，分别作注射胰岛素和肾上腺素标记，称重并记录之。

2. 取血 固定家兔，用手轻揉耳缘，使耳静脉血管扩张，用抗凝剂处理后的注射器从耳缘静脉远端（末梢）刺入血管抽血，一次可采血 1～1.5mL，取血后用干棉球压迫耳静脉止血，立即注入盛有抗凝剂的离心管内，并标明“胰前”“肾前”，轻轻摇匀，以防血液凝固。也可心脏取血：在左侧第 3～4 肋间，触摸心跳最明显处，消毒后穿刺进针取血。

3. 注射激素 向家兔腹部皮下分别注射胰岛素（1U/kg）和肾上腺素注射液（0.4mg/kg）。记录注药时间。

4. 注射胰岛素 30min、注射肾上腺素 15min 后，分别按上述方法取血，同样标以“胰后”“肾后”。

5. 将离心管在 3000r/min 离心 5min（或静置分层），分离出血浆备用。

（二）血糖含量的测定

取试管 4 支，编号，按表 2-3-7 操作。

表 2-3-7 注射肾上腺素、胰岛素前后兔血糖含量测定操作表

试剂（mL）	0	1	2	3
葡萄糖标准液（1mg/mL）	—	0.1	—	—
激素注射前血浆	—	—	0.1	—
激素注射后血浆	—	—	—	0.1
蒸馏水	0.1	—	—	—
邻甲苯胺	5.0	5.0	5.0	5.0

将各管分别混匀后，置沸水浴中煮沸 15min，然后取出在冷水中冷却至室温，在分光光度计波长 630nm 处，以“0”号空白管校正吸光度值为零，读取各管吸光度（显色后 2h 内颜色稳定）。

五、实 验 报 告

结果处理：分别计算出注射胰岛素、肾上腺素前后血糖浓度变化及血糖降低和升高的百分率。

计算公式：

$$血糖(mmol/L)=\frac{A_{测}}{A_{标}}\times 5.55$$

六、注 意 事 项

1. 血液离体后血细胞代谢会继续消耗葡萄糖（每小时葡萄糖含量下降5%～10%），取血后应尽快分离血清，以免测定结果偏低。

2. 溶血、严重黄疸、乳糜样血清，应先制备无蛋白血滤液，然后再进行测定，否则影响测定结果。

七、思 考 题

1. 血糖浓度测定有何临床意义?比较注射激素前、后血糖浓度的变化，这些变化说明什么?

2. 血糖主要有哪些代谢来源与去路?升糖激素和降糖激素的作用机制是什么?

（张冬云）

实验八　质粒DNA的提取与鉴定

一、实 验 目 的

1. 掌握最常用的碱裂解法提取质粒DNA。

2. 了解制备原理及各种试剂的作用。

二、实 验 原 理

质粒（plasmid）是独立存在于染色体外，能自主复制并能稳定遗传的一种环状双链DNA分子；分布于细菌、放线菌、真菌及一些动植物细胞中，以细菌细胞中含量最多。细菌质粒是应用最多的质粒类群，在细菌细胞内它们利用宿主细胞的复制机构合成质粒自身的DNA。

质粒DNA具有特定的形态结构，在特殊的环境条件下，如加热、极端pH、有机溶剂、尿素、酰胺试剂等会导致质粒DNA变性，去除变性条件又可以使质粒DNA复性。SDS是一种阴离子表面活性剂，它既能裂解细菌，又能使细菌蛋白质变性。所以，SDS处理细菌后会导致细菌细胞壁破裂，从而使质粒DNA及细菌基因组DNA从细菌中同时释放出来。释放出来的DNA遇到强碱性（NaOH）环境就会变性，尽管碱性溶剂可完全破坏碱基对，但呈闭环状态的质粒DNA双链仍不会彼此分离，这是因为它们在拓扑学上是相互缠绕的。然后，用酸性乙酸钾中和溶液碱性使溶液处于中性，质粒DNA将迅速复性，而基因组DNA由于分子巨大与蛋白质相互缠绕在短时间内难以复性。离心后，质粒DNA将留在上清中，基因组DNA则与细菌细胞碎片一起沉淀到离心管底部。通过这种方法即可将质粒DNA从细菌中提取出来。

所以质粒提取需要依次加入3种溶液：溶液Ⅰ，溶液Ⅱ，溶液Ⅲ。溶液Ⅰ的成分及作用：50mmol/L 葡萄糖用于增加溶液黏稠性，使大肠埃希菌悬浮于溶液中而不会快速沉积到管子底部；EDTA 通过螯合作用消除溶液中 Mg^{2+} 从而抑制 DNase 的活性，这一步溶液中需加入 RNase 以去除 RNA。溶液Ⅱ的成分及作用：NaOH 使细菌细胞壁破裂以及染色体 DNA 和蛋白质变性，质粒 DNA 被释放到上清液中；SDS 使细菌蛋白质变性并裂解细菌膜。SDS 易与蛋白质结合，平均两个氨基酸上可结合 1 个 SDS 分子；因此细菌蛋白质、破裂的细胞壁和变性的细菌基因组 DNA 相互缠绕成巨大复合物，并被 SDS 覆盖。溶液Ⅲ的成分及作用：这一步所加入的酸性钾盐使上述混合液（碱性）变为中性，质粒 DNA 因此迅速复性；同时溶液中的钾离子可与 SDS 中的钠离子置换，形成 PDS（十二烷基硫酸钾）沉淀，由此产生的沉淀中包含细菌中绝大部分蛋白质，同时细菌基因组 DNA 也被 PDS 共沉淀，而质粒则存在于上清液中。通过离心的方法保留上清液，再加入酚-氯仿溶液进行质粒 DNA 的抽提。酚-氯仿溶液的作用：上清液中蛋白质与 DNA 连接键已断，且蛋白分子表面的极性基团与苯酚相似相溶，因此蛋白质分子溶于酚相，而 DNA 溶于水相；氯仿的作用在于去除核酸溶液中的迹量酚，并有利于酚相与水相分层。通过酚-氯仿提取使上清液中的蛋白质进一步变性、沉淀，并纯化质粒 DNA；最后加乙醇使上清液中质粒 DNA 因脱水而析出。

三、实验试剂和器材

1. 材料 含有质粒的大肠埃希菌培养液。

2. 试剂

（1）溶液Ⅰ：50mmol/L 葡萄糖，10mmol/L EDTA，20mmol/L Tris-HCl（pH 8.0），100mg/ml RNase A（提取质粒时现加）。

溶液Ⅰ可成批配制，每瓶约 100ml，高压蒸汽灭菌 15min，4℃冰箱储存（注：不能将 RNase A 加入溶液Ⅰ中一起灭菌，RNase A 使用时现加）。

（2）溶液Ⅱ：0.2mol/L NaOH（用 10mol/L NaOH 储存液稀释，现配现用），1% SDS（用 10mol/L SDS 储存液稀释，现配现用）。

（3）溶液Ⅲ：60mL 5mol/L 乙酸钾，11.5mL 冰醋酸，28.5mL H_2O。

（4）TE 缓冲液：10mmol/L Tris-HCl，1mmol/L EDTA（pH 8.0）。

（5）100%乙醇。

（6）70%乙醇。

3. 器材

（1）高压灭菌锅，恒温摇床。

（2）台式高速离心机，台式高速冷冻离心机。

（3）超净工作台。

（4）不同量程的可调式微量移液器。

（5）漩涡振荡器。

四、实验步骤

1. 将带有质粒的大肠埃希菌接种到液体（LB）培养基中，37℃恒温振荡培养 12～16h，达到细菌对数生长期即可收获。

2. 取 3mL 细菌培养液（分 2 次，每次 1.5mL）置于 2mL 离心管中，10 000r/min 离心 1min，弃上清液，尽可能完全去除液体。

3. 加入 100μL 预冷的溶液Ⅰ，用漩涡振荡器振荡使菌体沉淀完全重悬。

4. 加入 200μL 新鲜配制的溶液Ⅱ，快速颠倒 4 次，轻柔混合，并将离心管放置于冰上。

5. 加入 150μL 预冷的溶液Ⅲ，轻轻倒置数次，使溶液Ⅲ与细菌裂解物充分混合，冰浴放置 3～5min。

6. 12 000r/min 离心 5min，将上清液移入另一干净离心管中。

7. 加入等体积的酚-氯仿溶液，倒置数次混匀，用台式高速离心机，12 000r/min，离心 7min，将上清液移入另一干净离心管中。

8. 加入 2 倍体积的 100%乙醇混匀，于室温静置 5min 以沉淀质粒 DNA。

9. 用台式高速冷冻离心机于 4℃、12 000r/min 离心 5min。

10. 小心弃去上清液，将离心管倒置于滤纸上将剩余液体滴尽。

11. 用 1mL 70%乙醇于 4℃洗涤双链 DNA 沉淀，按步骤 10 去上清液，在空气中使沉淀干燥 10min。

12. 取 50μL 含 RNase A（25μg/mL）且不含 DNase 的 TE 缓冲液重新溶解质粒 DNA，于−20℃冰箱储存备用。

五、实 验 报 告

琼脂糖凝胶电泳法鉴定所提取的质粒 DNA，并观察电泳条带。

六、注 意 事 项

1. 提取过程中应尽量保持低温。

2. 加入溶液Ⅱ和溶液Ⅲ后操作应轻柔，切忌剧烈振荡。

（谭　茵）

第四章　生物技术实验

实验九　培养基的配制与灭菌技术

一、实验目的

1. 了解一般培养基配制原理，掌握培养基常规配制程序。

2. 了解培养基配制过程各环节的要求和注意事项。

3. 掌握实验室各种灭菌技术及玻璃器皿的包装方法。

二、实验原理

培养基是供微生物生长、繁殖、代谢的混合养料，主要含有微生物生长繁殖所必需的碳源、氮源、无机盐、生长因子及水分，并要求具有适宜的pH、合适的渗透压等。由于微生物具有不同的营养类型，对营养物质的要求各不相同，加之实验和研究的目的不同，所以培养基的种类很多，使用的原料各有差异，但一般配制程序却大致相同。

三、实验试剂和器材

试剂：蛋白胨、酵母提取物、NaCl、琼脂、水、1mol/L NaOH溶液、1mol/L HCl溶液等。

器材：天平、称量纸、精密pH试纸、量筒、刻度搪瓷杯、试管、橡胶塞、试管架、三角瓶、移液管、洗耳球、培养皿、玻璃棒、烧杯、剪刀、酒精灯、线绳、牛皮纸或报纸、纱布、电炉、灭菌锅等。

四、实验步骤

1. 称量药品　根据培养基配方依次准确称取各种药品，放入适当大小的烧杯中，琼脂不要加入。蛋白胨极易吸潮，故称量时要迅速。

2. 溶解　用量筒取一定量（约占总量的1/2）蒸馏水倒入烧杯中，在放有石棉网的电炉上小火加热，并用玻璃棒搅拌，以防液体溢出。待各种药品完全溶解后，停止加热，补足水分（如果配方中有淀粉，则先将淀粉用少量冷水调成糊状，并在火上加热搅拌，然后加足水分及其他原料，待完全溶化后，补足水分）。

3. 调节pH　用1mol/L NaOH或1mol/L HCl溶液调至所需pH。注意pH不要调过度，以免回调，否则会影响培养基内各离子浓度。

4. 溶化琼脂　琼脂加入后，置电炉上一边搅拌一边加热，直至琼脂完全溶化后才能停止搅拌，并补足水分（水需预热）。注意控制火力不要使培养基溢出或烧焦。

5. 过滤分装　有时需用滤纸或纱布趁热过滤，以利于观察结果。分装时注意不要使培养基沾染在管口或瓶口，以免引起污染。液体分装高度以试管高度的1/4左右为宜。固体分装装量为管高的1/5，半固体分装一般以试管高度的1/3为宜；分装三角瓶，其装量以不超过三角瓶容积的1/2为宜。

6. 包扎标记　培养基分装后加好棉塞或纱布、试管帽，再包上一层防潮纸，用棉绳系好。标明培养基名称、制备组别、日期等。

7. 灭菌　高压蒸汽灭菌法：0.1MPa，121℃灭菌 20～30min。注意：培养基制备后应立即进行灭菌。

（1）检查水位并补足水。

（2）放入待灭菌物品。

（3）加盖，旋紧锅盖，勿使漏气。

（4）打开放气阀，加热使水沸腾以排出锅内的冷空气。待冷空气完全排尽后，关闭放气阀，让锅内升至所需温度，维持温度至所需时间。

（5）切断电源，让锅内压力自然下降为 0 时，打开盖子，取出物品。

8. 搁置斜面、倒平板　此步需在无菌条件下操作。摆斜面要注意斜度，使斜面长度不超过试管总长的 1/2 为宜。将需倒平板的培养基冷却到 45～50℃后立刻倒平板。

9. 无菌检查　37℃培养 24～48h，检查灭菌是否彻底。

五、注意事项

1. 压力未降至 0 时，切勿打开锅盖，否则突然降压，导致培养基沸腾，甚至冲出管外。

2. 高压灭菌时，灭菌物品不要摆得太挤，以免影响蒸汽流通和灭菌效果。

六、思考题

1. 制备培养基的一般程序是什么？

2. 试述高压蒸汽灭菌的操作方法和原理及注意事项。

（谭　茵）

实验十　微生物的培养与保种技术

第一节　微生物培养

一、实验目的

1. 了解微生物分离和纯化的原理。

2. 掌握常用的分离、纯化微生物的方法。

3. 掌握菌落特征的观察。

4. 掌握微生物的几种接种技术。

5. 建立无菌操作的概念，掌握无菌操作的基本环节。

二、实验原理

从混杂微生物群体中获得只含有某一种或某一株微生物的过程称为微生物分离与纯化。平板分离法普遍用于微生物的分离与纯化。其基本原理是选择适合于待分离微生物的生长条件，如营养成分、酸碱度、温度和氧等要求，或加入某种抑制剂造成只利于该微生物生长，而抑制其他微生物生长的环境，从而淘汰一些不需要的微生物。

微生物在固体培养基上生长形成的单个菌落，通常是由一个细胞繁殖而成的集合体。因此可通过挑取单个菌落而获得一种纯培养。获取单个菌落的方法可通过稀释涂布平板或平板划线等技术完成。值得指出的是，从微生物群体中经分离生长在平板上的单个菌落并不一定保证是纯培养。因此，纯培养的确定除观察其菌落特征外，还要结合显微镜检测个体形态特征后才能确定，有些微生物的纯培养要经过一系列分离与纯化过程和多种特征鉴定才能得到。

土壤是微生物生活的大本营，它所含微生物无论是数量还是种类都是极其丰富的。因此土壤是微生物多样性的重要场所，是发掘微生物资源的重要基地，可以从中分离、纯化得到许多有价值的菌株。本实验将采用不同的培养基从土壤中分离不同类型的微生物。

将微生物的培养物或含有微生物的样品移植到培养基上的操作技术称为接种。接种是微生物实验及科学研究中的一项最基本的操作技术。无论微生物的分离、培养、纯化或鉴定以及有关微生物的形态观察和生理研究都必须进行接种。接种的关键是要严格地进行无菌操作，如操作不慎引起污染，则实验结果就不可信，影响下一步工作的进行。

三、实验试剂和器材

材料：大肠埃希菌、金黄色葡萄球菌。

试剂：淀粉琼脂培养基（高氏Ⅰ号培养基），牛肉膏蛋白胨琼脂培养基，马丁琼脂培养基，查氏琼脂培养基，活性污泥混合液；普通琼脂斜面和平板，营养肉汤，普通琼脂高层（直立柱）。10%酚液，盛 90mL 无菌水并带有玻璃珠的三角烧瓶，4%水琼脂。

器材：大试管，无菌玻璃涂棒，无菌吸管，无菌培养皿，链霉素和土样，显微镜，血细胞计数板、涂布器等。酒精灯，玻璃铅笔，火柴，试管架、接种环、接种针、接种钩、滴管、移液管、三角形接种棒等接种工具。

四、实验步骤

1. 流程 倒平板→制备梯度稀释液→涂布（或划线法）→培养→挑单菌落→保存。

2. 步骤

（1）稀释涂布平板法

1）倒平板：将牛肉膏蛋白胨琼脂培养基、高氏Ⅰ号培养基、马丁琼脂培养基加热熔化待冷至 55～60℃时，高氏Ⅰ号培养基中加入 10%酚数滴，马丁琼脂培养基中加入链霉素溶液（终浓度为 30μg/mL），混合均匀后分别倒平板，每种培养基倒三皿。

倒平板的方法：右手持盛培养基的试管或三角烧瓶置火焰旁边，用左手将试管塞或瓶塞轻轻地拔出，试管或瓶口保持对着火焰；然后左手拿培养皿并将皿盖在火焰附近打开一缝，迅速倒入培养基约 15mL，加盖后轻轻摇动培养皿，使培养基均匀分布在培养皿底部，然后平置于桌面上，待凝后即为平板。

2）制备活性污泥混合液稀释液：称取土样 10g，放入盛 90mL 无菌水并带有玻璃珠的三角烧瓶中，振摇约 20min，使土样与水充分混合，将细胞分散。用一支 1mL 无菌吸管从中吸取 1mL 土壤悬液加入盛有 9mL 无菌水的大试管中充分混匀，然后用无菌吸管从此试管中吸取 1mL 加入另一盛有 9mL 无菌水的试管中，混合均匀，以此类推制成 10^{-1}、10^{-2}、10^{-3}、10^{-4}、10^{-5}、10^{-6} 不同稀释度的活性污泥混合液溶液，注意：操作时管尖不能接触液面，每一个稀释度换一支试管。

3）涂布：将上述每种培养基的三个平板底面分别用记号笔写上 10^{-4}、10^{-5} 和 10^{-6} 三种稀释度，然后用无菌吸管分别由 10^{-4}、10^{-5} 和 10^{-6} 三种稀释度的活性污泥混合液稀释液中各吸取 0.1mL 或 0.2mL，小心地滴在对应平板培养基表面中央位置。

用右手拿无菌玻璃涂棒平放在平板培养基表面上，将菌悬液先沿同心圆方向轻轻地向外扩展，使之分布均匀。室温下静置 5～10min，使菌液浸入培养基。

4）培养：将高氏 I 号培养基平板和马丁琼脂培养基平板倒置于 28℃温室中培养 3～5d，牛肉膏蛋白胨琼脂平板倒置于 37℃温室中培养 2～3d。

5）观察并挑菌落：将培养后长出的单个菌落根据其大小、颜色、形状等特征进行观察，之后根据菌落不同特征分别挑取少许细胞接种到上述三种培养基斜面上，分别置 28℃和 37℃温室培养。若发现有杂菌，需再一次进行分离、纯化，直到获得纯培养。

（2）平板划线分离法

1）倒平板：按稀释涂布平板法倒平板，并用记号笔标明培养基名称、土样编号和实验日期。

2）划线：在近火焰处，左手拿皿底，右手拿接种环，挑取上述 10^{-1} 稀释度的活性污泥混合液悬液一环在平板上划线。划线的方法很多，但无论采用哪种方法，其目的都是通过划线将样品在平板上进行稀释，使之形成单个菌落。

用接种环以无菌操作挑取活性污泥混合液悬液一环，先在平板培养基的一边作第一次平行划线 3～4 条，再转动培养皿约 70° 角，并将接种环上剩余物烧掉，待冷却后通过第一次划线部分作第二次平行划线，再用同样的方法通过第二次划线部分作第三次划线和通过第三次平行划线部分作第四次平行划线。划线完毕后，盖上培养皿盖，倒置于温室培养。

3）挑菌落：同稀释涂布平板法，直到分离的微生物认为纯化为止。

3. 常用四种接种方法操作指导

（1）斜面接种法：主要用于接种纯菌，使其增殖后用以鉴定或保存菌种。通常先从平板培养基上挑取分离的单个菌落，或挑取斜面、肉汤中的纯培养物接种到斜面培养基上。操作应在无菌室、接种柜或超净工作台上进行，先点燃酒精灯，将菌种斜面培养基（简称菌种管）与待接种的新鲜斜面培养基（简称接种管）持在左手拇指、示指、中指及无名指之间，菌种管在前，接种管在后，斜面向上，管口对齐，应斜持试管成 45°～50° 角，并能清楚地看到两个试管的斜面，注意不要持成水平，以免管底凝集水浸湿培养基表面。以右手在火焰旁转动两管棉塞，使其松动，以便接种时易于取出。右手持接种环柄，将接种环垂直放在火焰上灼烧。镍铬丝部分（环和丝）必须烧红，以达到灭菌目的，然后将除手柄部分的金属杆全用火焰灼烧一遍，尤其是接镍铬丝的螺口部分，要彻底灼烧以免灭菌不彻底。用右手的小指和手掌之间及无名指和小指之间拔出试管棉塞，将试管口从火焰上通过，以杀灭可能沾污的微生物。棉塞应始终夹在手中，如掉落应更换无菌棉塞。将灼烧灭菌的接种环插入菌种管内，先接触无菌苔生长的培养基，待冷却后再从斜面上刮取少许菌苔取出，接种环不能通过火焰，应在火焰旁迅速插入接种管。在试管中由下往上做 S 形划线。接种完毕，接种环应通过火焰抽出管口，并迅速塞上棉塞。再重新仔细灼烧接种环后，放回原处，并塞紧棉塞。将接种管贴好标签或用玻璃铅笔划好标记后再放入试管架，即可进行培养。

（2）液体接种法：多用于增菌液进行的增菌培养，也可用纯培养菌接种液体培养基进行生化试验，其操作方法与注意事项和斜面接种法基本相同，仅将不同点介绍如下。由斜面培养物接种至液体培养基：用接种环从斜面上沾取少许菌苔，接至液体培养基时应在管内靠近液面试管壁上将菌苔轻轻研磨并轻轻振荡，或将接种环在液体内振摇几次即可。如接种霉菌菌种时，若用接种环不易挑起培养物时，可用接种钩或接种铲进行。由液体培养物接种液体培养基时，用接种环或接种针蘸取少许液体移至新液体培养基即可。也可根据需要用吸管、滴管或注射器吸取培养液移至新液体培养基即可。接种液体培养物时应特别注意勿使菌液溅在工作台上或其他器皿上，以免造成污染。如有溅污，可用酒精棉球灼烧灭菌后，再用消毒液擦净。凡吸过菌液的吸管或滴管，应立即放入盛有消毒液的容器内。

（3）固体接种法：普通斜面和平板接种均属于固体接种，斜面接种法已讲了，不再赘述。固体接种的另一种形式是接种固体曲料，进行固体发酵。按所用菌种或种子菌来源不同可分为：用菌液接种固体料，包括用菌苔刮洗制成的菌悬液和直接培养的种子发酵液。接种时按无菌操作将菌液直接倒入固体料中，搅拌均匀。但要注意接种所用水容量要计算在固体料总加水量之内，否则会使接种后含水量加大，影响培养效果。用固体种子接种固体料，包括用孢子粉、菌丝孢子混合种子菌或其他固体培养的种子菌。将种子菌于无菌条件下直接倒入无菌的固体料中即可，但必须充分搅拌使之混合均匀。一般是先把种子菌和少部分固体料混匀后再拌大堆料。

（4）穿刺接种法：此法多用于半固体、醋酸铅、三糖铁琼脂与明胶培养基的接种，操作方法与注意事项和斜面接种法基本相同。但必须使用笔直的接种针，而不能使用接种环。接种柱状高层或半高层斜面培养管时，应向培养基中心穿刺，一直插到接近管底，再沿原路抽出接种针。注意勿使接种针在培养基内左右移动，以使穿刺线整齐，便于观察生长结果。

五、实 验 报 告

实验结果应该以所做涂布平板法和划线法较好地得到了单个菌落为目的，如果不是，请分析其原因并重做。

六、注 意 事 项

1. 倒平板的操作应在酒精灯火焰旁进行，以避免杂菌污染。

2. 平板划线用力应大小适当，防止用力过大将培养基划破。

（谭　茵）

第二节　保种方法介绍

1. 斜面低温保藏法　将菌种接种在适宜的固体斜面培养基上，待菌充分生长后，棉塞部分用油纸包扎好，移至 2～8℃的冰箱中保藏。

保藏时间依微生物的种类而有不同，霉菌、放线菌及有芽孢的细菌保存 2～4 个月，移种 1 次。酵母菌 2 个月，细菌最好每月移种 1 次。

此法为实验室和工厂菌种室常用的保藏法，优点是操作简单，使用方便，不需要特殊设备，能随时检查所保藏的菌株是否死亡、变异与污染杂菌等。缺点是容易变异，因为培养基的物理、化学特性不是严格恒定的，屡次传代会使微生物的代谢改变，而影响微生物的性状；污染杂菌的机会亦较多。

2. 液体石蜡保藏法

（1）将液体石蜡分装于三角烧瓶内，塞上棉塞，并用牛皮纸包扎，1.05kg/cm^2，121.3℃灭菌30min，然后放在40℃温箱中，使水汽蒸发掉，备用。

（2）将需要保藏的菌种，在最适宜的斜面培养基中培养，得到健壮的菌体或孢子。

（3）用灭菌吸管吸取灭菌的液体石蜡，注入已长好菌的斜面上，其用量以高出斜面顶端1cm为准，使菌种与空气隔绝。

（4）将试管直立，置低温或室温下保存（有的微生物在室温下比冰箱中保存的时间还要长）。

此法实用而效果好。霉菌、放线菌、芽孢细菌可保藏2年以上不死，酵母菌可保藏1～2年，一般无芽孢细菌也可保藏1年左右，甚至用一般方法很难保藏的脑膜炎球菌，在37℃温箱内，亦可保藏3个月之久。此法的优点是制作简单，不需要特殊设备，且无须经常移种。缺点是保存时必须直立放置，所占位置较大，同时也不便携带。从液体石蜡下面取培养物移种后，接种环在火焰上烧灼时，培养物容易与残留的液体石蜡一起飞溅，应特别注意。

3. 滤纸保藏法

（1）将滤纸剪成0.5cm×1.2cm的小条，装入0.6cm×8cm的安瓿管中，每管1～2张，塞以棉塞，1.05kg/cm^2，121.3℃灭菌30min。

（2）将需要保存的菌种在适宜的斜面培养基上培养，使充分生长。

（3）取灭菌脱脂牛乳1～2mL滴加在灭菌培养皿或试管内，取数环菌苔在牛乳内混匀，制成浓悬液。

（4）用灭菌镊子自安瓿管取滤纸条浸入菌悬液内，使其吸饱，再放回至安瓿管中，塞上棉塞。

（5）将安瓿管放入内有五氧化二磷作吸水剂的干燥器中，用真空泵抽气至干。

（6）将棉花塞入管内，用火焰熔封，保存于低温下。

（7）需要使用菌种，复活培养时，可将安瓿管口在火焰上烧热，滴一滴冷水在烧热的部位，使玻璃破裂，再用镊子敲掉口端的玻璃，待安瓿管开启后，取出滤纸，放入液体培养基内，置温箱中培养。

细菌、酵母菌、丝状真菌均可用此法保藏，前两者可保藏2年左右，有些丝状真菌甚至可保藏14～17年之久。此法较液氮、冷冻干燥法简便，不需要特殊设备。

4. 沙土保藏法

（1）取河沙加入10%稀盐酸，加热煮沸30min，以去除其中的有机质。

（2）倒去酸水，用自来水冲洗至中性。

（3）烘干，用40目筛子过筛，以去掉粗颗粒，备用。

（4）另取非耕作层的不含腐植质的瘦黄土或红土，加自来水浸泡洗涤数次，直至中性。

（5）烘干，碾碎，用100目筛子过筛，以去除粗颗粒。

（6）按一份黄土、三份沙的比例（或根据需要而用其他比例，甚至可全部用沙或全部用土）掺和均匀，装入10mm×100mm的小试管或安瓿管中，每管装1g左右，塞上棉塞，进行灭菌，烘干。

（7）抽样进行无菌检查，每 10 支沙土管抽 1 支，将沙土倒入肉汤培养基中，37℃培养 48h，若仍有杂菌，则需全部重新灭菌，再作无菌试验，直至证明无菌，方可备用。

（8）选择培养成熟的（一般指孢子层生长丰满的，营养细胞用此法效果不好）优良菌种，以无菌水洗下，制成孢子悬液。

（9）于每支沙土管中加入约 0.5mL（一般以刚刚使沙土润湿为宜）孢子悬液，以接种针拌匀。

（10）放入真空干燥器内，用真空泵抽干水分，抽干时间越短越好，务使在 12h 内抽干。

（11）每 10 支抽取 1 支，用接种环取出少数沙粒，接种于斜面培养基上，进行培养，观察生长情况和有无杂菌生长，如出现杂菌或菌落数很少或根本不长，则说明制作的沙土管有问题，尚需进一步抽样检查。

（12）若经检查没有问题，用火焰熔封管口，放冰箱或室内干燥处保存。每半年检查一次活力和杂菌情况。

（13）需要使用菌种，复活培养时，取沙土少许移入液体培养基内，置温箱中培养。此法多用于能产生孢子的微生物如霉菌、放线菌，因此在抗生素工业生产中应用最广，效果亦好，可保存 2 年左右，但应用于营养细胞效果不佳。

5. 液氮冷冻保藏法

（1）准备安瓿管：用于液氮保藏的安瓿管，要求能耐受温度突然变化而不致破裂，因此需要采用硼硅酸盐玻璃制造的安瓿管，安瓿管的大小通常使用 75mm×10mm 的，或能容 1.2mL 液体的。

（2）加保护剂与灭菌：保存细菌、酵母菌或霉菌孢子等容易分散的细胞时，则将空安瓿管塞上棉塞，1.05kg/cm^2，121.3℃灭菌 15min：若作保存霉菌菌丝体用则需在安瓿管内预先加入保护剂如 10%的甘油蒸馏水溶液或 10%二甲基亚砜蒸馏水溶液，加入量以能浸没以后加入的菌落圆块为限，而后再用 1.05kg/cm^2，121.3℃灭菌 15min。

（3）接入菌种：将菌种用 10%的甘油蒸馏水溶液制成菌悬液，装入已灭菌的安瓿管内；霉菌菌丝体则可用灭菌打孔器，从平板内切取菌落圆块，放入含有保护剂的安瓿管内，然后用火焰熔封。浸入水中检查有无漏洞。

（4）冻结：再将已封口的安瓿管以每分钟下降 1℃的慢速冻结至–30℃。若细胞急剧冷冻，则会在细胞内形成冰的结晶，因而降低存活率。

（5）保藏：将冻结至–30℃的安瓿管立即放入液氮冷冻保藏器的小圆筒内，然后再将小圆筒放入液氮保藏器内。液氮保藏器内的气相为–150℃，液态氮内为–196℃。

（6）恢复培养：保藏的菌种需要用时，将安瓿管取出，立即放入 38～40℃的水浴中进行急剧解冻，直到全部融化为止。再打开安瓿管，将内容物移入适宜的培养基上培养。

此法除适宜于一般微生物的保藏外，对一些用冷冻干燥法都难以保存的微生物如支原体、衣原体、氢细菌、难以形成孢子的霉菌、噬菌体及动物细胞均可长期保藏，而且性状不变异。缺点是需要特殊设备。

（邓小亮）

实验十一　噬菌体的分离及效价测定

一、实 验 目 的

1. 学习分离、纯化噬菌体的基本原理和方法。

2. 学习噬菌体效价测定的基本方法。

二、实 验 原 理

因为噬菌体是专性寄生物，所以自然界中凡有细菌分布的地方，均可发现其特异的噬菌体的存在，即噬菌体是伴随着宿主细菌的分布而分布的，如粪便与阴沟污水中含有大量大肠埃希菌，故也能很容易地分离到大肠埃希菌噬菌体；乳牛场有较多的乳酸杆菌，也容易分离到乳酸杆菌噬菌体等。由于噬菌体侵入细菌细胞后进行复制而导致细胞裂解，噬菌体即从中释放出来，所以，在液体培养基内可使混浊菌悬液变为澄清，此现象可指示有噬菌体存在；也可利用这一特性，在样品中加入敏感菌株与液体培养基，进行培养，使噬菌体增殖、释放，从而可分离到特异的噬菌体；在宿主细菌生长的固体琼脂平板上，噬菌体可裂解细菌而形成透明的空斑，称噬菌斑，一个噬菌体产生一个噬菌斑，利用这一现象可将分离到的噬菌体进行纯化并测定噬菌体的效价。

本实验是从阴沟污水中分离大肠埃希菌噬菌体，刚分离出的噬菌体常不纯，表现为噬菌斑的形态、大小不一致等，需进一步纯化。

噬菌体的效价就是1mL培养液中所含活噬菌体的数量。效价测定的方法，一般应用双层琼脂平板法。由于含有特异宿主细菌的琼脂平板上，一个噬菌体产生一个噬菌斑，因此，能进行噬菌体的计数。

三、实验试剂和器材

材料：37℃培养18h的大肠埃希菌斜面。

试剂：阴沟污水。普通肉膏蛋白胨培养基，3倍浓缩的液体培养基（100mL），试管液体培养基，琼脂平板，上层琼脂培养基（含琼脂0.7%，试管分装，每管4mL），底层琼脂平板（含培养基10mL，琼脂2%），肉膏蛋白胨琼脂平板（10mL培养基，2%琼脂，作底层平板用），大肠埃希菌18h培养液，大肠埃希菌噬菌体10^{-2}稀释液（用肉膏蛋白胨液体培养基稀释）。

器材：500mL三角烧瓶，含0.9mL液体培养基的小试管4支，含4mL琼脂培养基的试管（0.7%琼脂，作上层培养基用）5管，灭菌小试管5支，1mL灭菌吸管10支，灭菌玻璃涂布器，灭菌蔡氏细菌滤器，灭菌抽滤器，恒温水浴箱，真空泵等。

四、实 验 步 骤

1. 噬菌体的分离

（1）制备菌悬液：取大肠埃希菌斜面一支，加4mL无菌水洗下菌苔，制成菌悬液。

（2）增殖培养：于100mL 3倍浓缩的肉膏蛋白胨液体培养基的三角烧瓶中，加入污水样品200mL与大肠埃希菌悬液2mL，37℃培养12～24h。

（3）制备裂解液：将以上混合培养液以 2500r/min 离心 15min。采用无菌操作将已灭菌的蔡氏细菌滤器安装于灭菌抽滤器上，用橡皮管连接抽滤瓶与安全瓶，安全瓶再连接于真空泵。将离心上清液倒入滤器，开动真空泵，过滤除菌。所得滤液倒入灭菌三角瓶内，37℃培养过夜，以作无菌检查。

（4）经无菌检查确证没有细菌生长后进一步证明噬菌体的存在。于肉膏蛋白胨琼脂平板上加一滴大肠埃希菌悬液，再用灭菌玻璃涂布器将菌液涂布成均匀的一薄层。待平板菌液干后，分散滴加数小滴滤液于平板菌层上面，37℃培养过夜。如果在滴加滤液处形成无菌生长的透明噬菌斑，便证明滤液中有大肠埃希菌噬菌体。

2. 噬菌体的纯化

（1）如果已明确有噬菌体的存在，便用接种环取菌液接种于液体培养基内，再加入 0.1mL 大肠埃希菌悬液，使混合均匀。

（2）取上层琼脂培养基，熔化并冷至 48℃（可预先熔化、冷却，放 48℃水浴箱内备用），加入以上噬菌体与细菌的混合液 0.2mL，立即混匀。

（3）并立即倒入底层培养基上，混匀。置 37℃培养 12h。

（4）此时长出的分离的单个噬菌斑，其形态、大小常不一致，再用接种针在单个噬菌斑中刺一下，小心采取噬菌体，接入含有大肠埃希菌的液体培养基内，于 37℃培养。

（5）等待管内菌液完全溶解后，过滤除菌，即得到纯化的噬菌体。

3. 高效价噬菌体的制备 刚分离纯化所得到的噬菌体往往效价不高，需要进行增殖。将纯化了的噬菌体滤液与液体培养基按 1∶10 的比例混合，再加入大肠埃希菌悬液适量（可与噬菌体滤液等量或 1/2 的量），37℃培养，使其增殖，如此重复移种数次，最后过滤，可得到高效价的噬菌体制品。

4. 噬菌体效价测定

（1）稀释噬菌体：将 4 支含有 0.9mL 液体培养基的试管分别标写 10^{-3}、10^{-4}、10^{-5} 和 10^{-6}。用 1mL 无菌吸管吸 0.1mL 10^{-2} 大肠埃希菌噬菌体，注入 10^{-3} 的试管中，旋摇试管，使混匀。用另一支无菌吸管吸 0.1mL 10^{-3} 大肠埃希菌噬菌体，注入 10^{-4} 的试管中，旋摇试管，使混匀。余类推，稀释到 10^{-6} 管中，混匀。

（2）噬菌体与菌液混合：将 5 支灭菌空试管分别标写 10^{-4}、10^{-5}、10^{-6}、10^{-7} 和对照。用吸管从 10^{-3} 噬菌体稀释管吸 0.1mL 加入 10^{-4} 的空试管内，用另一支吸管从 10^{-4} 稀释管内吸 0.1mL 加入 10^{-5} 空试管内，余类推，直至 10^{-7} 管。将大肠埃希菌培养液摇匀，用吸管取菌液 0.9mL 加入对照试管内，再吸 0.9mL 加入 10^{-7} 试管内；各管均加 0.9mL 大肠埃希菌培养液后旋摇混匀。

（3）混合液加入上层培养基中：将 5 管上层培养基熔化，标写 10^{-4}、10^{-5}、10^{-6}、10^{-7} 和对照，使冷却至 48℃，并放入 48℃水浴箱内。分别将 4 管混合液和对照管对号加入上层培养基试管内。每一管加入混合液后，立即旋摇混匀。

（4）已接种的上层培养基倒入底层平板上：将旋摇均匀的上层培养基迅速对号倒入底层平板上，放在台面上摇匀，使上层培养基铺满平板。凝固后，置于 37℃培养。

（5）观察平板中的噬菌斑：将每个稀释度的噬菌斑数目记录于实验报告表格内，并选取 30～300 个噬菌斑的平板计算每毫升未稀释的原液的噬菌体数（效价）。噬菌体效价=噬菌斑数×稀释倍数×10。

五、实验报告

绘图表示平板上出现的噬菌斑并计算每毫升未稀释的原液的噬菌体数。

六、注意事项

纯化噬菌体时须注意形态、大小，选择合适的细菌滤器。

（郭晓兰）

实验十二　真核细胞转染

一、实验目的

1. 了解转染技术的基本原理。
2. 熟悉转染技术的实验操作流程。

二、实验原理

常规转染技术可分为两大类，一类是瞬时转染，一类是稳定转染（永久转染）。前者外源 DNA/RNA 不整合到宿主染色体中，因此一个宿主细胞中可存在多个拷贝数，产生高水平的表达，但通常只持续几天，多用于启动子和其他调控元件的分析。一般来说，超螺旋质粒 DNA 转染效率较高，在转染后 24～72h 内（依赖于各种不同的构建）可分析结果，常用到一些报告系统如荧光蛋白、β-半乳糖苷酶等来帮助检测。稳定转染，外源 DNA 既可整合到宿主染色体中，也可能作为一种游离体存在。尽管线状 DNA 比超螺旋 DNA 转入量低，但整合率高。外源 DNA 整合到染色体中概率很小，大约 $1/10^4$ 转染细胞能整合，通常需要通过一些选择性标记，如氨基糖苷磷酸转移酶（APH）、潮霉素 B 磷酸转移酶（HPH）、胸苷激酶（TK）等反复筛选，得到稳定转染的同源细胞系。

转染技术的选择对转染结果影响也很大，许多转染方法需要优化 DNA 与转染试剂比例、细胞数量、培养及检测时间等。一些传统的转染技术，如 DEAE 右旋糖酐法、磷酸钙法、电穿孔法、脂质体法各有利弊。

转染技术是指将外源分子如 DNA、RNA 等导入真核细胞的技术。随着分子生物学和细胞生物学研究的不断发展，转染已经成为研究和控制真核细胞基因功能的常规工具。在研究基因功能、调控基因表达、突变分析和蛋白质生产等生物学试验中，其应用越来越广泛。影响转染效率的因素有很多，例如，细胞株本身的特性和活性，细胞培养条件，转染的 DNA 或 RNA 的质量，转染方法，转染试剂的选择等。

转染效率受多种因素影响，主要因素有下面几个：

1. 转染试剂　不同细胞系转染效率通常不同，因此在转染实验前应根据实验要求和细胞特性选择适合的转染试剂。每种转染试剂都会提供一些已经成功转染的细胞株列表和文献，通过这些资料可选择最适合实验设计的转染试剂。当然，最适合的是高效、低毒、方便、廉价的转染试剂。

2. 细胞状态　一般低的细胞代数（＜50）能确保基因型不变。最适合转染的细胞是经过几次传代后达到指数生长期的细胞，细胞生长旺盛，最容易转染。细胞培养在实验室中保存数月和数年后会经历突变，总染色体重组或基因调控变化等而演化。这会导致和转染相关的细胞行为的变化。也就是说同一种系的细胞株，在各实验室不同培养条件下，其生物学性状发生不同程度的改变，导致其转染特性也发生变化。因此，如果发现转染效率降低，可尝试转染新鲜培养的细胞以恢复最佳结果。

3. 其他影响转染的因素

（1）细胞培养物：健康的细胞培养物是成功转染的基础。不同细胞有不同的培养基、血清和添加物。高的转染效率需要一定的细胞密度，一般的转染试剂都会有专门的说明。推荐在转染前 24h 传代细胞，这将提供正常细胞代谢，增加对外源 DNA 摄入的可能。一定要避免细菌、支原体或真菌的污染。

（2）细胞密度：细胞密度对转染效率有一定的影响。不同的转染试剂，要求转染时的最适细胞密度各不相同，即使同一种试剂，也会因不同的细胞类型或应用而异。转染时过高或者过低的细胞密度会导致转染效率降低，乃至表达水平偏低。因此如果选用新的细胞系或者新的转染试剂，最好先优化实验，建立一个稳定方法，包括适当的接种量和培养时间等。阳离子脂质体具有微量的细胞毒性而往往需要更高的铺板密度或者更多的悬浮细胞数，有的要求细胞达到 90%的汇合率；而有些多胺或者非脂质体的配方则要求汇合率在 40%～80%，总之是尽量在细胞最适的生理状态下转染，以求最佳的转染效果。不同的实验目的也会影响转染时的铺板密度，如研究细胞周期相关基因等表达周期长的基因，就需要较低的铺板密度，所以需要选择能够在较低铺板密度下进行转染的试剂。一般转染时贴壁细胞密度为 50%～90%，需要参考所选转染试剂说明书。

（3）血清：血清一度被认为会降低转染效率，老一代的转染方法往往要求转染前后洗细胞或者在无血清培养基条件下转染，但有些对此敏感的细胞如原代细胞会受到损伤，甚至死亡导致转染效率极低。转染产品配方在几经革新后的今天，对于主流的转染试剂来说，血清的存在已经不会影响转染效率，甚至还有助于提高转染效率，如阳离子聚合物等。血清的存在会影响 DNA-转染复合物的形成，但只要在 DNA-转染复合物形成时用无血清培养基或 PBS 来稀释 DNA 和转染试剂就可以了，在转染过程中是可以使用血清的。不过要特别注意：对于 RNA 转染，如何消除血清中潜在的 RNase 污染是值得关注的。通常，血清是一种包含生长因子及其他辅助因子的不确切成分的添加物，对不同细胞的生长作用有很大的差别。血清质量直接影响细胞生长，因此也会影响转染效率。经常用到的是胎牛血清（FCS），便宜一点的有马或牛血清。

（4）抗生素：细胞培养过程中往往会添加抗生素来防止污染，但是这些添加剂可能对转染造成麻烦，如青霉素和链霉素，就是影响转染的培养基添加物。这些抗生素一般对于真核细胞无毒，但有些转染试剂增加了细胞的通透性，使抗生素可以进入细胞。这可能间接导致细胞死亡，造成转染效率低。目前转染试剂因为全程都可以用有血清和抗生素等添加剂的完全培养基来操作，非常方便，省去了污染等麻烦。

（5）氮磷比（N/P）：是转染效率的关键（为了换算方便，一般以 DNA/转染试剂质量比表示），在一定比例范围内转染效率随 N/P 成比例增高，之后达到平值，但毒性也随之而增加，因此在实验之前应根据推荐比例，确定本实验的最佳转染比例。

（6）DNA 质量：对转染效率影响非常大。一般的转染技术（如脂质体等）基于电荷吸引原理，如果 DNA 不纯，如带少量的盐离子、蛋白，代谢物污染都会显著影响转染复合物的有效形成及转染的进行。对一些内毒素敏感的细胞（如原代细胞、悬浮细胞和造血细胞），需使用去除内毒素污染的质粒抽提试剂盒来提取质粒。另外，质粒的状态和大小也影响转染效果，超螺旋质粒的转染效率比线状 DNA 高；质粒太大，转染效率也会降低，因此需采用专门转染大质粒的转染试剂来提高转染效率。

4. 载体构建　转染载体的构建（病毒载体，质粒 DNA，RNA，PCR 产物，寡核苷酸等）也影响转染结果。病毒载体对特定宿主细胞感染效率较高，但不同病毒载体有其特定的宿主，有的还要求特定的细胞周期，如反转录病毒需浸染分裂期的宿主细胞，此外还需考虑一些安全问题（如基因污染）。除载体构建外，载体的形态及大小对转染效率也有不同的影响，如前面提到的超螺旋及线状 DNA 对瞬时和稳定转染的影响。如果基因产物对细胞有毒性作用，转染也很难进行，因此选择组成或可调控，强度合适的启动子也很重要，同时做空载体及其他基因的相同载体构建的转染正对照可排除毒性影响的干扰。

三、实验试剂和器材

试剂：小牛血清，双抗溶液（链霉素 100μg+青霉素 100U），DMEM 培养基，转染试剂（LIPOFECTAMINE 2000），细胞培养基（DMEM+10%NCS），PBS，无血清培养基，胰酶（trypsin）等。

器材：培养皿，移液管，量筒，恒温水浴箱，离心机，1.5mL离心管，微量移液器，荧光显微镜等。

四、实验步骤

1. 转染前一天，胰酶消化细胞并计数，将细胞铺于 24 孔板内，使其在转染日密度为 90%。使用 0.5mL 含血清，不含抗生素的正常生长的培养基进行铺板。

2. 对于每孔细胞，使用 50μL 无血清 DMEM 培养基稀释 0.8～1.0μg DNA（多孔操作可以批量制备）。

3. 对于每孔细胞，使用 50μL DMEM 培养基稀释 1～3μL LIPOFECTAMINE 2000（Lipo 2000）试剂。Lipo 2000 稀释后，在 5min 内同稀释的 DNA 混合。保温时间过长会降低活性。

4. 混合稀释的 DNA（由第 2 步）和稀释的 Lipo 2000（由第 3 步）。在室温保温 20min。注意：溶液可能会混浊，但不会影响转染。复合物可以在室温保持 6h 稳定。

5. 直接将复合物加入到每孔中，摇动培养板，轻轻混匀。注意：如果在无血清条件下转染，使用含血清的正常生长培养基进行细胞铺板。在加入复合物前移去生长培养基，替换为 0.5mL 无血清培养基。

6. 4～6h 后，移去细胞培养基，替换为不含 Lipo 2000 的正常生长培养基。

7. 在细胞中加入复合物 24～72h 后，分析细胞抽提物或进行原位细胞染色，检测报告基因活性。这依赖于细胞类型和启动子活性。对稳定表达，在开始转染 1d 后将细胞传代至新鲜培养基中，2d 后加入筛选抗生素。进行稳定表达需要数天或数周。

五、注意事项

1. 转染前传代细胞，应控制合适的细胞密度。

2. 细胞在含 Lipo 2000 的培养液中应不超 6h。

（郭晓兰）

实验十三　单核苷酸多态性实验

一、实 验 目 的

1. 掌握单核苷酸多态性的概念。

2. 熟悉单核苷酸多态性的分析方法。

二、实 验 原 理

单核苷酸多态性（single nucleotide polymorphism，SNP）是由于单个核苷酸改变而导致的核酸序列多态性（polymorphism）。据估计，在人类基因组中，大约每千个碱基中有一个 SNP，比限制性片段长度多态性（RFLP）分析和短串联重复序列（short tandem repeat，STR）都广泛得多。

SNP 是考察遗传变异的最小单位，据估计，人类的所有群体中大约存在 1000 万个 SNP 位点。一般认为，相邻的 SNP 倾向于一起遗传给后代。于是，把位于染色体上某一区域的一组相关联的 SNP 等位位点称为单体型（haplotype）。大多数染色体区域只有少数几个常见的单体型（每个具有至少 5%的频率），它代表了一个群体中人与人之间的大部分多态性。一个染色体区域可以有很多 SNP 位点，但是一旦掌握了这个区域的单体型，就可以只使用少数几个标签 SNP（taq SNP）来进行基因分型，获取大部分的遗传多态模式。

三、实验试剂和器材

材料：组织样品。

试剂：液氮，PBS，DNA 抽提试剂盒，ddH_2O，10×PCR 缓冲液，dNTP 混合液，Taq DNA 聚合酶，引物等。

器材：离心管，离心机，废液缸，吸附柱，水浴锅，紫外分光光度计，PCR 仪等。

四、实 验 步 骤

1. DNA 抽提

（1）取新鲜组织约 100mg，用 PBS 漂净，置于 1.5mL 离心管中，加入液氮，迅速磨碎。

（2）加 200μL 缓冲液 GA，振荡至彻底悬浮。加入 20μL 蛋白 K（20mg/mL）溶液，混匀。

（3）加 220μL 缓冲液 GB，充分混匀，37℃消化过夜，溶液变清亮。加 220μL 无水乙醇，充分混匀，此时可能会出现絮状沉淀。

（4）将上一步所得溶液和絮状沉淀都加入一个吸附柱 CB 中（吸附柱放入废液收集管中），12 000r/min 离心 30s，弃掉废液。

（5）加入 500μL 去蛋白液 GD（使用前请先检查是否已加入无水乙醇），12 000r/min 离心 30s，弃掉废液。

（6）加入 700μL 漂洗液 GW（使用前请先检查是否已加入无水乙醇），12 000r/min 离心 30s，弃掉废液。加入 500μL 漂洗液 GW，12 000r/min 离心 30s，弃掉废液。将吸附柱 CB 放回废液收集管中，12 000r/min 离心 2min，尽量除去漂洗液。

（7）将吸附柱 CB 转入一个干净的离心管中，加入 100μL 洗脱缓冲液（洗脱缓冲液应在 60～70℃水浴锅中预热），混匀，室温放置 15min，12 000r/min 离心 30s。洗脱第二次，将洗脱缓冲液 50μL 加入吸附柱中，室温放置 15min，12 000r/min 离心 30s。

（8）采用分光光度计检测提取到的基因组 DNA 浓度，在 OD_{260} 处有显著吸收峰。同时检测纯度，OD_{260}/OD_{280} 的值应为 1.7～7.9。

（9）从原液中取出相应体积的 DNA 溶液，稀释至 50ng/μL，原液置于–70℃冰箱保存，稀释液置于–20℃冰箱保存。

2. PCR 扩增目的片段

（1）按相关试剂说明书在标准反应管中准备反应体系，典型的 PCR 反应体系如下（30μL 体系）：ddH_2O 12.75μL，10×PCR 缓冲液 2μL，10mmol/L dNTP 混合液 1μL，Taq DNA 聚合酶 0.25μL，上游引物 11μL，下游引物 2μL，基因组 DNA 2μL。

（2）揭开 PCR 仪盖子，小心放置样品管于仪器的相应样品孔中，轻轻盖上盖子，让热盖紧密接触样品管，样品放置完毕。

3. PCR 扩增　在 PCR 仪按试剂说明书编辑运行程序后运行程序。将 PCR 产物交测序公司进行测序工作。

4. 数据分析　少量可人工读取，大量可软件读取。比对发现 SNP 在基因组中的位置：重点是启动子区域、外显子区域、剪切边界等，密码子的改变是否导致氨基酸的改变，如错义突变、无义突变、终止突变等。

五、注 意 事 项

1. 为保证待测目的区域测序真实可靠，引物设计应该使待测目的区域边界距离上下游引物至少各 50bp。

2. 引物设计建议使用在线方式（PrimerBank）以保证成功率。

3. 为保证测序敏感性，PCR 产物片段大小应在 250～650bp。

4. 为保证引物的特异性，建议引物设计后在 NCBI BLAST 上确认。

5. 为防止降解，PCR 产物应尽快测序，否则应该保存在–20℃冰箱，且时间不宜过长。

6. 为保证结果的真实性，建议对关键点进行反向测序确认。

（马文康）

实验十四　染色质免疫共沉淀技术

一、实 验 目 的

掌握染色质免疫共沉淀技术。

二、实 验 原 理

真核生物点基因组 DNA 以染色质的形式存在，研究蛋白质与 DNA 在染色质环境下的相互作用是阐明真核生物基因表达机制的基本途径。染色质免疫共沉淀技术（chromatin immunoprecipitation assay，ChIP）是目前唯一研究体内 DNA 与蛋白质相互作用的方法。ChIP 不仅可以检测体内反式作用因子与 DNA 的动态作用，还可以用来研究组蛋白的各种共价修饰与基因表达的关系。而且 ChIP 与其他方法的结合，扩大了其应用范围：ChIP 与基因芯片结合建立的 ChIP on chip 方法已广泛用于特定反式作用因子靶基因的高通量筛选；ChIP 与体内足迹法结合，用于寻找反式作用因子的体内结合位点；RNA-ChIP 用于研究 RNA 在基因表达调控中的作用。随着 ChIP 的进一步完善，它必将会在基因表达调控研究中发挥越来越重要的作用。

ChIP 的基本原理是在活细胞状态下固定蛋白质-DNA 复合物，并将其随机切断为一定长度范围内的染色质小片段，然后通过免疫学方法沉淀此复合体，特异性地富集目的蛋白结合的 DNA 片段，通过对目的片段的纯化与检测，从而获得蛋白质与 DNA 相互作用的信息。

免疫沉淀（immunoprecipitation，IP）是利用抗原蛋白质和抗体的特异性结合，以及细菌蛋白质的“protein A/G”特异性地结合到免疫球蛋白的 FC 片段上的现象开发出来的方法。目前多用精制的 protein A 预先结合固化在琼脂糖珠上，使之与含有抗原的溶液及抗体反应后，琼脂糖珠上的 protein A 就能吸附抗原达到精制的目的。

三、实验试剂和器材

材料：细胞样品。

试剂：

（1）洗脱液：100μL 10% SDS，100μL 1mol/L $NaHCO_3$，800μL ddH_2O，共 1mL。

（2）ChIP 稀释缓冲液（ChIP DB）：1.1% Triton X-100，1.2mmol/L EDTA，16.7mmol/L Tris-HCl（pH 8.0），167mmol/L NaCl。

（3）其他：甲醛，甘氨酸，PBS，SDS 裂解液，蛋白酶抑制剂复合物，RNase A，NaCl，DNA/protein A 琼脂糖珠，EDTA，Tris-HCl，蛋白酶 K，omega 胶回收试剂盒，Taq DNA 聚合酶，10×PCR 缓冲液，dNTP 混合液，$MgCl_2$，上下游引物，灭菌水等。

四、实验步骤

1. 细胞的甲醛交联与超声破碎（第一天）

（1）取一平皿细胞（10cm），加入 37%甲醛，使得甲醛的终浓度为 1%（培养基 9mL）。

（2）37℃培养箱孵育 10min。

（3）终止交联：加甘氨酸至终浓度为 0.125mol/L（450μL 2.5mol/L 甘氨酸于平皿中），混匀后，在室温下放置 5min 即可。

（4）吸尽培养基，用冰冷的 PBS 清洗细胞 2 次。

（5）用细胞刮刀收集细胞于 15mL 离心管中（PBS 依次为 5mL、3mL 和 3mL）。预冷后 2000r/min 离心 5min 收集细胞。

（6）倒去上清。按照细胞量加入 SDS 裂解液，使得细胞终浓度为每 200μL 含 2×10^6 个细胞，这样每 100μL 溶液含 1×10^6 个细胞。再加入蛋白酶抑制剂复合物。假设长满板为 5×10^6 个细胞。本次细胞约为 80%，即 4×10^6 个细胞。因此每管加入 400μL SDS 裂解液。将两管混在一起，共 800μL。

（7）超声破碎：25%功率，4.5s 冲击，9s 间隙，共 14 次。

2. 除杂及抗体孵育（第一天）

（1）超声破碎结束后，4℃ 8000r/min 离心 10min，去除不溶物质。

（2）留取 300μL 继续实验，其余部分保存于−80℃。

（3）300μL 中，100μL 加抗体作为实验组；100μL 不加抗体作为对照组；100μL 加入 4.5μL 5mol/L NaCl（NaCl 终浓度为 0.2mol/L），65℃处理过夜解交联，电泳，检测超声波破碎效果。

（4）在 100μL 的超声破碎产物中，加入 900μL ChIP 稀释缓冲液和 20μL 50×蛋白酶抑制剂复合物。再加入 60μL protein A 琼脂糖珠。4℃颠转混匀 1h。

（5）1h 后，在 4℃静置 10min 沉淀，700r/min 离心 1min。

（6）取上清，各留取 20μL 作为阳性对照。一管中加入 1μL 抗体，另一管中则不加抗体，4℃颠转过夜。

3. 检验超声破碎效果（第一天）

（1）取 100μL 超声破碎后产物，加入 4μL 5mol/L NaCl，65℃处理过夜解交联。

（2）分出一半用苯酚/氯仿抽提，电泳检测超声效果。

4. 免疫复合物的沉淀及清洗（第二天）

（1）孵育过夜后，每管中加入 60μL protein A 琼脂糖珠，4℃颠转 2h。

（2）4℃静置 10min 后，700r/min 离心 1min，除去上清。

（3）依次用下列溶液清洗沉淀复合物。清洗的步骤：加入溶液，在 4℃颠转 10min，4℃静置 10min 沉淀，700r/min 离心 1min，除去上清。

洗涤溶液：低盐洗脱液洗 1 次；高盐洗脱液洗 1 次；LiCl 洗脱液洗 1 次；TE 缓冲液洗 2 次。每次清洗后，以 2000*g* 离心 1min 去除 TE 缓冲液（上清）。

（4）清洗完毕后，开始洗脱。每管加入 250μL 洗脱液，室温下颠转 15min，静置离心后，收集上清。重复洗涤一次。最终的洗脱液为每管 500μL。

（5）解交联：每管中加入 20μL 5mol/L NaCl（NaCl 终浓度为 0.2mol/L）。

（6）混匀，65℃解交联过夜。

5. DNA 样品的回收（第三天）

（1）解交联结束后，每管加入 1μL RNase，37℃孵育 1h。

（2）每管加入 10μL 0.5mol/L EDTA、20μL 1mol/L Tris-HCl（pH 6.5）、2μL 10mg/mL 蛋白酶 K。45℃处理 2h。

（3）DNA 片段的回收-胶回收试剂盒。最终的样品溶于 100μL ddH_2O。

6. PCR 分析（第三天）　以上述溶解于 ddH_2O 中的 DNA 作模板，利用特异性引物进行 PCR。应使 PCR 终止于线性反应时段（具体 PCR 参数和循环次数应进行优化）。最后通过对扩增产物进行电泳（乃至于测序）来分析蛋白质所结合的 DNA 情况。

（1）PCR 体系：0.1μL Taq DNA 聚合酶，10×PCR 缓冲液 2.5μL，dNTP 混合液 2μL，$MgCl_2$ 2μL，1μL 上下游引物，1μL 模板 DNA，16.4μL 灭菌水，总体积 25μL。

（2）PCR 条件：95℃ 4min；95℃ 30s，55℃ 30s，25 个循环；72℃ 30s。

五、注 意 事 项

（1）注意抗体的性质。抗体不同，其和抗原结合能力也不同，免疫染色能结合未必能用在 IP 反应中。建议仔细检查抗体的说明书，特别是多抗的特异性问题。

（2）注意溶解抗原的缓冲液的性质。多数抗原是细胞的构成蛋白，特别是骨架蛋白，缓冲液必须要使其溶解。为此，必须使用含有强界面活性剂的缓冲液，尽管它有可能影响一部分抗原、抗体的结合。另外，如用弱界面活性剂溶解细胞，就不能充分溶解细胞蛋白。即便溶解也产生与其他蛋白质结合的结果，抗原决定簇被封闭，影响与抗体的结合，即使 IP 成功，也是很多蛋白质与抗体共沉淀的悲惨结果。

（3）为防止蛋白质的分解、修饰，溶解抗原的缓冲液必须加蛋白抑制剂，在低温下进行实验。每次实验前，首先考虑抗体与缓冲液的比例。抗体过少就不能检出抗原，过多则不能沉降在琼脂糖珠上，而是残存于上清中。缓冲剂太少则不能溶解抗原，过多则抗原被稀释。

（洪　玮）

实验十五　发酵法制备发酵乳

一、实验目的

1. 了解乳酸菌的生物学特性及其生理作用。

2. 掌握发酵乳的制作方法和工艺。

二、实验原理

乳酸菌是一类能利用可发酵糖类产生大量乳酸的细菌的统称。乳酸菌在自然界分布较广泛，如动物消化道、粪便、植物的花蜜、树液、植物残骸、果实损伤部位，许多发酵制品如发酵乳、泡菜、酱油、发酵肉制品，人的口腔及肠道等。乳酸菌在发酵过程中通过代谢产生大量有机酸（如乳酸、乙酸）等物质，这些物质能调节改善肠道菌群、维持微生态平衡、改善胃肠道功能、提高食物消化利用率、降低血清胆固醇、提高机体免疫力。

乳酸菌无芽孢，是革兰氏阳性菌，包括多个种属。目前用于发酵乳酸的菌种主要为保加利亚乳杆菌或德氏乳杆菌保加利亚亚种和嗜热链球菌；除此之外，有的发酵乳还含有更多的乳酸菌种，如嗜酸乳杆菌、乳双歧杆菌等。所有市售发酵乳所用的菌种，必须符合食品安全国家标准。符合食品安全国家标准的优良乳酸菌种可以利用含乳的发酵基质进行发酵，分解糖类产生乳酸并发生凝乳，同时产生其他风味物质，因此可用来制作发酵乳。

乳酸菌代谢产生的乳酸在硫酸和高锰酸钾作用下氧化成丙酮酸，而后丙酮酸脱羧变为乙醛，加热后乙醛挥发可与滤纸条上浸润的银氨溶液发生银镜反应生成单质银，因而使滤纸条变黑，这个反应可以定性地检测乳酸的存在。

三、实验试剂和器材

材料：市售发酵乳，脱脂奶粉。

乳酸菌培养基的配制：牛肉膏 5g，酵母膏 5g，蛋白胨 10g，NaCl 5g，乳糖 5g，葡萄糖 10g，水 1L，调 pH 6.8，112℃湿热灭菌 30min 等。

器材：电子天平、高压锅、超净工作台、恒温培养箱、普通光学显微镜等。培养皿、试管、锥形瓶、酒精灯、滤纸条、移液器、吸头等。

四、实验步骤

1. 配制发酵基质　量取100mL市售牛乳加入250mL锥形瓶并添加蔗糖5g，用封口膜密封。

2. 巴氏消毒　将锥形瓶置于80℃恒温水浴锅中保温15min，其间多次摇动使发酵基质均匀受热，然后将锥形瓶取出，用冷水冲洗外壁使其冷却至40℃。

3. 接种　在超净工作台内打开封口膜，按5%～10%（*V/V*）的接种量将市售发酵乳接入发酵基质中，密封后摇匀。

4. 发酵　将锥形瓶置于40～42℃恒温培养箱中静置发酵6～8h，当奶凝固时，取出锥形瓶。

5. 后熟　将锥形瓶置于4～6℃冷藏保持24h，使发酵乳后熟，达到酸度要求（pH 4～4.5）。良好的发酵乳颜色呈乳白色，质地均匀，呈凝块状，表层光洁度好，具有人们喜爱的气味和口感。

五、注意事项

1. 制作发酵乳时，应选用优良的市售发酵乳或优良乳酸菌种作接种剂，既要安全无害，又要使产品品质优良。

2. 整个过程各阶段都要注意防止杂菌污染。

（张冬云）

实验十六　细胞培养技术

一、实验目的

1. 掌握无菌操作的基本技术。

2. 掌握原代细胞培养和传代细胞培养的基本技术和方法。

二、实验原理

细胞培养是模拟机体内生理条件，在人工条件下使其生存、生长、繁殖和传代的一种方法，目的是维持或扩增细胞数量。细胞培养不仅是细胞生物学不可分的组成部分，而且已经成为生物化学、遗传学、肿瘤学和分子生物学等学科的重要研究内容，是现代生物学的一项基本实验技能。

三、实验试剂和器材

1. 材料　孕10天的母鼠（每人1只胎鼠）。

2. 试剂

（1）每小组配备：RPMI 1640培养基30mL，已消毒PBS液40mL。

（2）每张工作台配备：已抽滤的RPMI 1640培养液（含青、链霉素各100U/mL，Hepes），小牛血清（已灭活），已消毒的 5% $NaHCO_3$，0.5mol/L HCl，0.25%胰蛋白酶 6mL。

3. 器材

（1）每小组（2 人）配备：25mL 培养瓶 4 个，培养瓶塞 8 个，吸管 20 支，吸管皮头 10 个，离心管、小培养皿、小烧杯（5mL、10mL）各 2 个，链霉素瓶 1 个，5mL 吸管 1 支，刻度盐水瓶（50mL）2 个，盐水瓶胶塞 6 个，注射器（5mL）1 支，眼科剪、眼科镊各 2 把，牛皮纸 3 张，棉绳、包布少许，塑料盆、塑料篓、方盆各 1 个，耐酸手套 2 副，试管刷、吸管刷各 2 个，口罩、工作帽各 2 件。

（2）每张工作台配备：记号笔 1 支，酒精灯 2 盏，吸管架 1 个，盐水瓶架 3 个，100mL 烧杯（装废液）1 个，手术剪、镊子、小瓷盘各 1 个，封口胶，火柴，酒精棉球，pH 试纸（6.5～8.4），工作服。

（3）每班配备：清洁液 4 桶，双蒸水下口瓶 4 个，蒸馏水下口瓶 4 个，125mL 烧杯（内盛 75%乙醇）2 个，大培养皿 3 个。

无菌室、CO_2 培养箱、超净工作台、离心机、电热恒温干燥箱、高压消毒锅，倒置显微镜、普通光学显微镜、普通冰箱。

四、实验步骤

1. 培养器皿的清洗　细胞培养需要使用大量消耗性物品，如玻璃器皿、金属器械、塑料用品、橡胶制品、布类、纸类等，虽然其中的大部分物品在国外采用的是一次性用品，但国内大部分实验室仍以可反复使用的物品为主，因此，掌握清洗、消毒知识，学会清洗、消毒方法是学习和从事细胞培养工作所必需的。

离体条件下，有害物质可直接与细胞接触，细胞对任何有害甚至有益的物质十分敏感，极少量残留物就会对细胞产生毒性作用。因此，新的或重新使用的器皿都必须认真清洗，使其达到不含任何残留物要求。因不同培养器皿的材料、结构、使用方法不同，清洗的方法也有区别，具体方法见实验基本技术。

2. 培养器皿包装　对细胞培养用品进行消毒前，要进行严密包装，以便于消毒和储存。常用的包装材料有牛皮纸、硫酸纸、棉布、铝饭盒、特制玻璃消毒筒（比吸管略长，一端封口，另一端加棉塞和双层牛皮纸封口）、较大的培养皿等，近几年使用锡箔作包装材料，非常方便、实用。小的培养瓶、培养皿、注射器、金属器械等用牛皮纸包装后再装入饭盒内，较大的器皿可进行局部包扎。

3. 培养器皿消毒和灭菌　污染，特别是微生物污染是造成细胞培养失败的主要原因。细胞培养所用的培养基是微生物生长的最合适营养物，微生物在其中的生长速度要比培养的细胞快成千上万倍，并产生毒素和改变培养基成分、pH 等，导致细胞生长停止，甚至死亡。因此，细胞培养中，必须保证细胞在无微生物条件下生长。通常，通过消毒灭菌（将已存在的微生物杀死）和无菌操作技术（防止已经消毒灭菌的用品被污染）来防止培养物污染。

目前，多采用物理方法和化学方法消毒灭菌，抗生素也是一种重要的灭菌手段，实践中需根据消毒灭菌的物品不同而选择合适的消毒方法（表 2-4-1）。不同的消毒方法见实验基本技术。

表 2-4-1　常用消毒方法及选择

消毒灭菌物品	压力蒸汽	干热	过滤	紫外线	化学气体	化学消毒剂	电离辐射	抗生素
培养室、工作台				+	+	+	+	
玻璃制品	+	+					+	
金属器械	+	+				+	+	
塑料用品					+	+	+	
橡胶制品	+				+	+	+	
培养用液	+		+					+
布类、纱布类	+						+	

4. 细胞培养基（液）种类、配制及其灭菌方法

（1）培养液的组成：培养液是培养细胞进行生长、分化等生命活动的环境。培养液中的各种成分、pH、渗透压等条件必须与细胞在生物体的环境相似，不同的细胞所需的培养液有所不同，常见的哺乳动物培养液包括 RPMI 1640、DMEM 等。

（2）培养液的配制：培养液配制前无菌室先要用紫外灯消毒 0.5～2h（根据无菌室使用情况而定）。进入无菌室前应用洗手液洗手，在新洁尔灭溶液中浸手 20min（如戴灭菌手套操作此步骤可免）。在无菌室缓冲间穿上隔离服，戴上帽子、口罩，进入无菌操作室，操作时再用 75%乙醇擦手。

小牛血清的灭活和除菌：小牛血清使用前要先灭活，在 56℃水浴中温育灭活 30min 后置 4℃冰箱保存。

5. 胎鼠成纤维细胞的分离和培养

（1）胎鼠成纤维细胞原代培养

1）取材：在无菌室外用颈椎脱臼法把孕鼠处死。手提鼠尾，把鼠身浸入 75%乙醇中消毒后带入无菌室内。在超净工作台上将孕鼠放在大培养皿中，腹面向上，用解剖镊夹起腹部皮肤，用手术剪沿正中线剪开腹部皮肤，再剪开腹腔，将孕鼠的子宫（图 2-4-1）取出，置于盛有 Hanks 液的小培养皿中（注意：小鼠的子宫为双角子宫，正常情况下每侧子宫有 4～6 只胎鼠）。

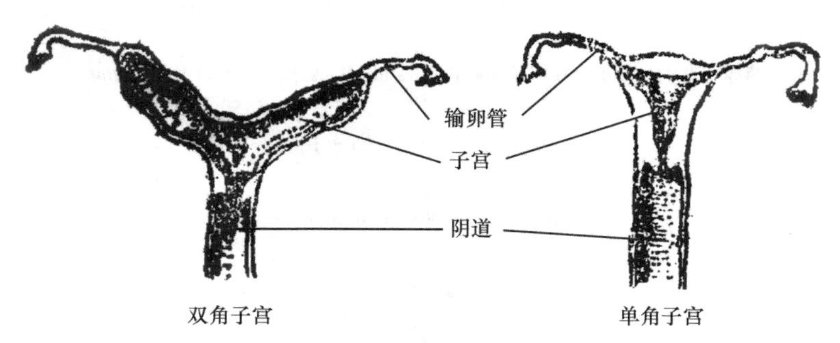

图 2-4-1　小鼠的双角子宫和单角子宫

用消毒的眼科剪小心剪开子宫，把鼠胚（约 10 日龄）逐个取出，移入盛有 Hanks 液的另一小培养皿中。用眼科剪把鼠胚的头部、四肢和内脏组织剪去，取躯干组织培养（图 2-4-2）。

1. 断髓处死
2. 酒精消毒
3. 环形剪开皮肤
4. 外翻剥皮
5. 打开腹腔
6. 取出双角子宫
7. 取胚胎
1. 剪开子宫
2. 取出鼠胚
3. 转移至培养皿中
4. 转移至有Hanks液的培养皿中
5. 剪去头、四肢、内脏组织
6. 取躯干组织培养

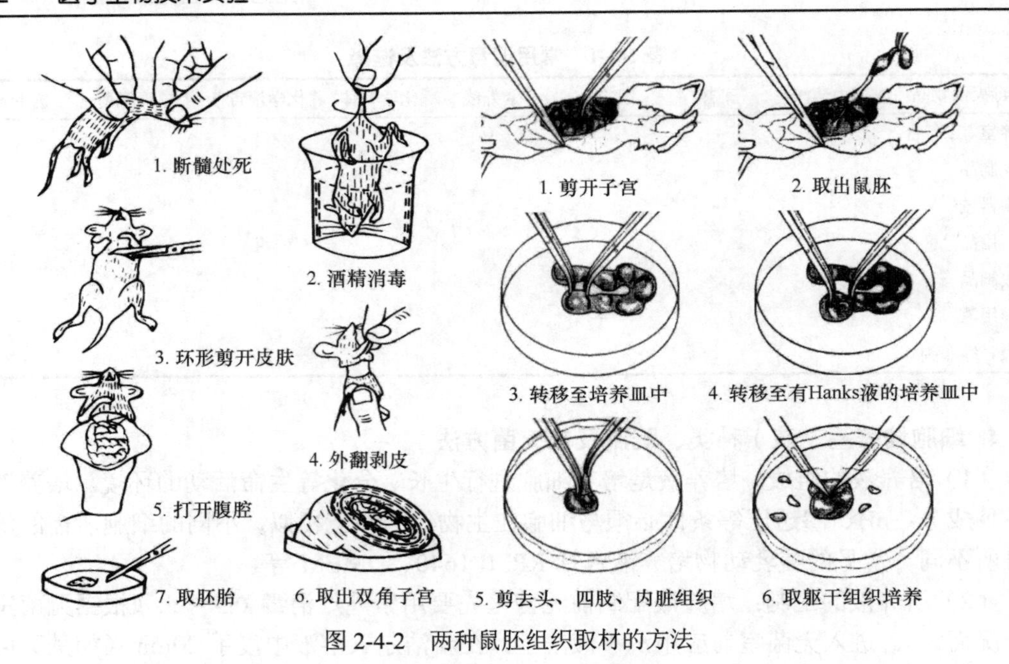

图 2-4-2　两种鼠胚组织取材的方法

2）剪切分离法分离组织块：把组织块移入小烧杯中，除净血污，用 Hanks 液清洗 3 次，洗下废液倒入废液瓶中。用眼科剪将组织块剪碎至糊状。加入 4mL Hanks 液，用吸管反复吹打成悬浮液。

3）制备细胞悬液：把组织悬液静置片刻，用吸管把上清液移入离心管中，加入 Hanks 液至 5mL，混匀，离心 5min（800～1000r/min）。离心后吸弃上清液，加 2mL 培养液，用吸管轻轻混匀。

4）接种细胞：把离心管中的细胞悬液移入培养瓶内，再加 3mL 培养液用吸管轻轻混匀，塞紧瓶塞后置 37℃培养箱中培养，在培养瓶表面边角上标好日期、组别和姓名（图 2-4-3）。

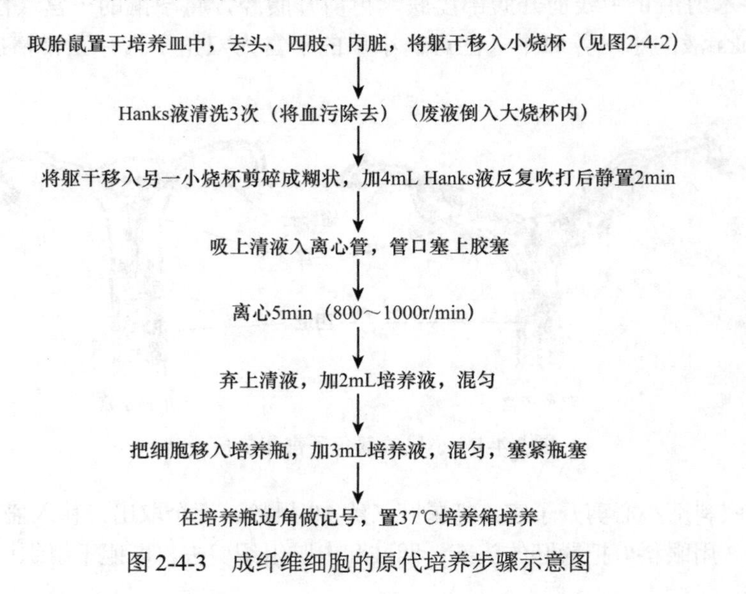

图 2-4-3　成纤维细胞的原代培养步骤示意图

（2）观察：细胞接种后，于次日对细胞做常规检查。注意观察培养液的 pH（颜色变化）、清亮度和细胞生长状态。在正常情况下，接种 24h 后，可见圆形的悬浮细胞贴壁并延展成短梭状，同时可见小组织团四周有细胞移出。培养 3～4d 后，可根据培养液颜色变化更换培养液。如细胞生长旺盛，则细胞代谢产物不断增加，CO_2 增多，培养液变酸，使酚红指示剂变黄，这时就必须换液。一般情况下，每周换液 2 次。

在培养过程中，如发现培养液的液体混浊，则说明培养细胞被污染，应弃掉重做。

（3）换液：将培养瓶反转，使培养细胞面朝上。把培养瓶液体倒入废液瓶中，用吸管加入新鲜的培养液 5mL，反转培养瓶继续培养（图 2-4-4）。

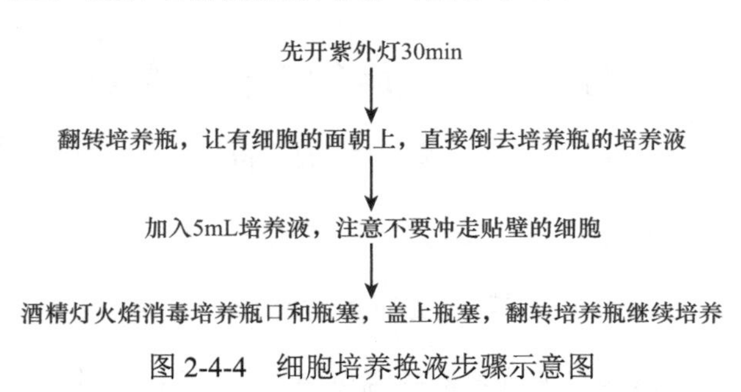

图 2-4-4　细胞培养换液步骤示意图

6. 小鼠成纤维细胞传代培养　接种后的生长良好的原代细胞，一般经 5～7d，即可形成致密贴壁细胞，这时可进行传代。传代一般用酶消化法。

（1）取出生长良好（已经形成致密单层的细胞）的胎鼠培养细胞，轻轻摇动培养瓶，把旧培养液彻底倒弃。

（2）消化：加入 1mL 0.25%胰蛋白酶消化液，浸泡细胞表面后即倒去（目的是洗去残留的培养液，使消化作用彻底）。再加入 2mL 消化液，消化 0.5～1min（加入消化液后，即在倒置显微镜下观察，可见梭形细胞逐渐变圆，细胞已相互离开，间隙增大。或肉眼可见培养瓶表面泛白，呈现针孔状，即说明消化时间已够）。

（3）将消化液倒弃，加入 2mL 培养液，轻轻吹打细胞，使贴壁的细胞脱落，经细胞计数后，分别接种到 2～3 个新的培养瓶内。每瓶再补足至 5mL 培养液，继续 37℃培养。

使用胰酶消化注意事项：

1）消化液作用多层细胞时，当镜下出现蜘蛛网状时，立即终止消化。

2）加消化液后，若 2min 内出现细胞脱落时，示消化过头，需立即向瓶内加少量的培养液终止消化或加 5mL Hanks 液稀释酶液浓度。此时，切勿倒去多余消化液，否则细胞会随消化液倒掉。

3）镜下细胞出现似灯泡样或肿胀样时，示消化过头。

4）培养细胞首次传代或多瓶细胞传代时，需进行预试验。镜下观察一瓶细胞消化变化，找到酶液的最佳消化浓度和作用时间，然后分批进行消化。

5）为了掌握细胞传代操作，消化时间最好控制在 5min 以上。

五、实 验 报 告

1. 每人选一瓶生长良好的细胞由老师检查评分。

2. 分析细胞培养成功或失败的原因。

六、注意事项

1. 操作时吸管尽量不要多次重复使用。废液倒入大烧杯内，废物放入瓷盆内。

2. 无菌操作时应靠近酒精灯，物品离开操作台应塞上塞子。

3. 实验后应重新包好剩余实验用品才能带出无菌室，工作台面用酒精棉球擦拭干净。

4. 做完实验后应打开超净工作台的紫外灯，消毒 5min。

5. 换液前培养液要预热 37℃后方可使用。

（郭晓兰）

实验十七　细胞的冻存和复苏

一、实验目的

掌握细胞冻存和复苏的方法。

二、实验原理

冻存是指以一定冷冻速度将细胞悬液的温度降至−70℃以下并长期保存。复苏是指按一定复温速度将细胞悬液恢复到常温。在−70℃以下的条件下，细胞内的生化反应极其缓慢，甚至停止。当恢复到常温状态时，细胞的形态结构保持正常，生化反应即可恢复。

三、实验试剂和器材

材料：待冻存细胞。

试剂：0.25%胰蛋白酶，RPMI 1640 完全培养液，PBS 液，冻存液等。

器材：2mL 冻存管，吸管等，液氮保存罐，−85～−70℃超低温冰箱，恒温水浴振荡器等。

四、实验内容

1. 细胞的冻存

（1）吸去培养液，加入消化液，消化细胞，然后将细胞悬液离心（1000r/min，5min）。

（2）用 0.5mL 或 1mL 冻存液混悬沉淀细胞，调整细胞密度至每毫升（1～10）$\times 10^6$个。

（3）将细胞悬液分装入冻存管内，拧紧管盖。在冻存管上标明细胞名称、培养液名称和冻存日期。

（4）在 4℃下将冻存管放置 30min，然后把冻存管在−18℃或−20℃下放置 30min。

（5）将冻存管放入泡沫塑料小盒内，然后立即移入−80℃超低温冰箱内，放置 24 小时。也可将冻存管放入电子计算机程控降温仪内降温。

（6）将冻存管放入液氮保存罐内冻存。

（7）细胞存活率可达 90%以上。在−80℃超低温冰箱中细胞可保存数月，在−175～−135℃液氮中可保存数年。

2. 细胞的复苏

（1）从液氮保存罐中取出冻存管，立即放入 37℃水浴中，快速摇晃，直至冻存液完全融化。

（2）将细胞悬液移入离心管，缓慢加入4mL培养液，离心（1000r/min，5min）。

（3）用培养液混悬沉淀细胞，调整细胞密度，放培养箱中培养。

（4）记录复苏日期。

（5）计算细胞存活率：用台盼蓝染色法检测复苏的细胞活性。将细胞悬液和0.4%台盼蓝混合后，放置5～15min。呈蓝色的细胞为死细胞，活细胞不着色。用细胞计数板计数细胞，根据下列公式得出细胞存活率。

细胞存活率（%）=未着色细胞/总计数细胞×100% （2-4-1）

五、实验报告

总结细胞进行冻存和复苏时所要注意的问题。

六、注意事项

1. 细胞冻存

（1）待冻存的细胞应具有较高的细胞活力，即处于对数生长期的细胞。

（2）选择合适的冷冻速度和冷冻温度，以免在冻存过程中损伤细胞。

（3）在常温下，DMSO对细胞有毒副作用。因此，应将冻存液在4℃条件下放置40～60min后使用。配制冻存液时要戴手套。

（4）将冻存管放入液氮保存罐时，注意不要将液氮溅出。操作时应穿戴防冻手套、防冻鞋、面罩和工作衣。

2. 细胞复苏

（1）必须在1～2min内使冻存液完全融化。如果复温速度太慢，则会造成细胞损伤。

（2）复苏过程中应戴手套和护目镜。冻存管可能漏入液氮，解冻时冻存管中的气温急剧上升，可导致爆炸。

（郭晓兰）

实验十八 细胞计数和细胞活力检测

一、实验目的

掌握细胞的计数方法和细胞活力的测定方法。

二、实验原理

培养的细胞在一般条件下要求有一定的密度才能生长良好，所以要进行细胞计数。计数结果以每毫升细胞数表示。细胞计数的原理和方法与血细胞计数相同。

在细胞群体中总有一些因各种原因而死亡的细胞，总细胞中活细胞所占的百分比称为细胞活力，由组织中分离细胞一般也要检查细胞活力，以了解分离的过程对细胞是否有损伤作用。复苏后的细胞也要检查细胞活力，了解冻存和复苏的效果。

用台盼蓝染细胞，死细胞着色，活细胞不着色，从而可以区分死细胞与活细胞。利用细胞内某些酶与特定的试剂发生显色反应，也可测定细胞相对数和相对细胞活力。

三、实验试剂和器材

试剂：每实验台配备 0.25%胰蛋白酶（37℃）、0.4%台盼蓝、PBS 液。

器材：每小组（2 人）配备离心管 2 支、小烧杯 2 个、吸管 4 支，普通光学显微镜，倒置显微镜，血细胞计数板等。

四、实 验 步 骤

1. 细胞的收集和染色

（1）取培养的胎鼠成纤维细胞，将培养液轻轻倒去。用吸管吸取 2mL PBS 液加入培养瓶中洗涤培养物一次，弃去 PBS 液。

注：如要做细胞活力检测，则应收集和统计培养瓶中上清液的死细胞。

（2）消化：向培养瓶内加入 1mL 0.25%胰蛋白酶消化液，浸泡细胞面后即倒去（目的是洗去培养液中的血清）。再加入 1mL 消化液消化 3～5min，在倒置显微镜下观察细胞变化，当观察到单层细胞出现针孔大小空隙和细胞变圆即将脱壁时，即倒去消化液。

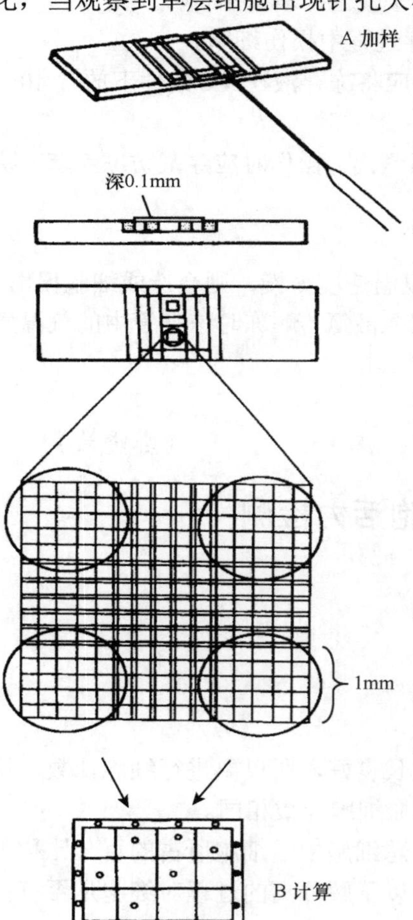

图 2-4-5　细胞计数

（3）收集消化细胞：向培养瓶加入 2mL PBS 液，用吸管轻轻吹打已经消化的细胞（注意要吹打边角处的细胞），将细胞悬液移入离心管中，用吸管吹打，混匀。

（4）染色：吸取上述细胞悬液 9 滴滴入小烧杯中，加入一滴 0.4%台盼蓝，混匀，染色 1min。

2. 细胞的计数

（1）首先把盖玻片盖于血细胞计数板上，用吸管混匀上述小烧杯中已染色的待计数的细胞悬液。

（2）将一小滴细胞悬液从盖玻片与载玻片交界的部位滴入细胞计数池中，使细胞悬液自由充满盖玻片下方间隙，勿留气泡（注意：细胞悬液不能滴入太多，以免盖玻片浮起，计数细胞数不准确）。

（3）沉降 30～60s，低倍镜下观察计数血细胞计数板中四大格内结构完整的细胞。

（4）计数时，如果细胞压在大格边线上，则数上不数下，数左不数右。小细胞团计数为 1。如果计数前细胞原液被稀释了，计算时要乘以稀释倍数，然后按下式计算出每毫升悬液中的细胞数：

$$\text{细胞数（细胞数/毫升原液）}=\text{（四大格中细胞数/4）}\times 10^4\times\text{稀释倍数} \qquad (2\text{-}4\text{-}2)$$

（5）细胞计数时，一般应重复 4 次，取平均值（图 2-4-5）。

3. 细胞活力的检测　在培养瓶中培养的细胞都是

由死细胞和活细胞两部分组成，而从形态上较难以区别两者。当细胞死亡时，细胞膜、核膜及细胞器均发生变性、解体，故可利用细胞对色素的吸附性来判断细胞的死活。用活细胞占计数细胞中的百分比表示其细胞活力。

本实验采用的是台盼蓝染色排除法。取 9 滴细胞悬液加入 1 滴 0.4%台盼蓝混匀（染色 1min），滴入细胞计数板上，观察和统计计数板中 4 大格的活细胞和死细胞的细胞数目。活细胞圆形透明，死细胞被染成蓝色（注意：台盼蓝染色后 4min 要计数完毕，如时间过长，活细胞亦可受损而着色）。

五、实验报告

1. 计算培养瓶中每毫升培养液所含的细胞数量。

2. 每个学生统计 100 个细胞，计算细胞活力。

六、注意事项

1. 在细胞计数时，所加的细胞悬液不能太多，可以用移液器加 20μL 细胞悬液。

2. 要求细胞悬液中的细胞分散良好，否则会影响计数的正确性。

3. 细胞计数的密度不宜过大和过小，应稀释到合适密度，每个大格细胞数为 50～150 个，这样总数比较准确。

（郭晓兰）

实验十九 CCK-8 法检测细胞活性

一、实验目的

1. 掌握细胞铺板的方法。

2. 掌握 CCK-8 法检测细胞活性的测定方法。

二、实验原理

CCK-8 试剂中含有 WST-8[化学名：2-（2-甲氧基-4-硝基苯基）-3-（4-硝基苯基）-5-（2，4-二磺酸苯）-2H-四唑单钠盐]，它在电子载体 1-甲氧基-5-甲基吩嗪甲硫酸盐（1-methoxy PMS）的作用下被细胞中的脱氢酶还原为具有高度水溶性的黄色甲臜产物（formazan dye）。生成的甲臜产物的数量与活细胞的数量成正比。因此可利用这一特性直接进行细胞增殖和毒性分析。CCK-8 法主要应用于药物筛选、细胞增殖测定、细胞毒性测定、肿瘤药敏试验等。

三、实验试剂和器材

试剂：CCK-8 试剂盒、培养基、胎牛血清、磷酸缓冲液。

器材：96 孔板、细胞培养瓶、离心管、无菌枪头及移液器、二氧化碳培养箱、超净工作台、酶标仪等。

四、实验步骤

1. 细胞活性检测

（1）收集对数期细胞，调整细胞悬液浓度，96孔板每孔加入100μL，使待测细胞调密度至1000～10 000/孔。

（2）5% CO_2，37℃培养细胞24h（培养时间根据细胞种类的不同和每孔内细胞数量的多少而异）。

（3）每孔加入10μL CCK-8溶液。如果起始的培养体积为200μL，则需加入20μL CCK-8溶液，其他情况以此类推。

（4）在细胞培养箱内继续孵育0.5～4h。时间的长短根据细胞的类型和细胞的密度等实验情况而定（一般情况下，白细胞较难显色，因此需要较长的CCK-8反应时间或增加细胞数量。悬浮细胞与贴壁细胞相比较难显色。对于贴壁细胞，CCK-8的培养时间一般为1～4h，注意：CCK-8的最佳反应时间以具体显色的最佳时间为准）。初次实验时可以在0.5h、1h、2h和4h后分别用酶标仪检测，然后选取吸光度范围比较适宜的一个时间点用于后续实验。

（5）用酶标仪在450nm测定吸光度。

2. 细胞增殖-毒性检测

（1）收集对数期细胞，调整细胞悬液浓度，96孔板每孔加入100μL，待测细胞调密度至1000～10 000/孔。

（2）5% CO_2，37℃培养细胞24h（培养时间根据细胞种类的不同和每孔内细胞数量的多少而异）。

（3）加入10μL不同浓度的待测物质，细胞培养基根据需要更换为无胎牛血清的培养基，将培养板在培养箱孵育一段适当的时间（如6h、12h、24h或48h）。

（4）每孔加入10μL CCK-8溶液。如果起始的培养体积为200μL，则需加入20μL CCK-8溶液，其他情况以此类推。

（5）在细胞培养箱内继续孵育0.5～4h，对于大多数情况孵育1h就可以了。时间的长短根据细胞的类型和细胞的密度等实验情况而定（一般情况下，白细胞较难显色，因此需要较长的CCK-8反应时间或增加细胞数量。悬浮细胞与贴壁细胞相比较难显色。对于贴壁细胞，CCK-8的培养时间一般为1～4h，注意：CCK-8的最佳反应时间以具体显色的最佳时间为准）。初次实验时可以在0.5h、1h、2h和4h后分别用酶标仪检测，然后选取吸光度范围比较适宜的一个时间点用于后续实验。

（6）用酶标仪在450nm测定吸光度。

待测药物中如有氧化还原性，可在加入CCK-8前更换新鲜培养基，去除待测物的氧化还原的影响。

3. 计算公式

细胞存活率=[（实验孔–空白孔）/（对照孔–空白孔）]×100%　　(2-4-3)

抑制率=[（对照孔–实验孔）/（对照孔–空白孔）]×100%　　(2-4-4)

式中，实验孔含有细胞的培养基、CCK-8、待测物质；对照孔含有细胞的培养基、CCK-8，不含待测物质；空白孔不含细胞和待测物质的培养基、CCK-8。

五、注 意 事 项

1. 第一次做实验时，建议先做几个孔摸索接种细胞的数量和加入CCK-8试剂后的培养时间。

2. 接种时注意细胞悬液一定要混匀，以避免细胞沉淀下来，导致每孔中的细胞数量不一致。

3. 培养板周围一圈孔培养基容易挥发，为减少误差，建议培养板周围的四边每孔只加培养基。

4. 建议采用多通道移液器，减少平行孔间的误差，加CCK-8时建议斜贴着培养板壁加，不要插到培养基液面下加，否则容易产生气泡，干扰OD值。

5. 若细胞培养时间较长，培养基颜色或pH发生变化，建议更换培养基后再加 CCK-8，含有酚红的培养基不影响测定。

6. CCK-8对细胞的毒性非常低，其他的实验，如中性红法或结晶紫法，也可在CCK-8法检测完后继续进行。

7. 可以使用大于 600nm 的波长，如 650nm，作为参考波长进行双波长测定，CCK-8在参考波长处没有吸光值，设定参考波长的目的是去除由于样品混浊所带来的吸收。

8. 如果实验中待测物质有氧化还原剂，在不含细胞的培养基中加入药物，然后加入CCK-8试剂在一定时间内检测，和不加药物的培养基进行比较（只加CCK-8试剂），如果OD值明显偏高，则说明有反应。

9. 加CCK-8试剂时速度要快，减少试剂在移液器上的残留，加入CCK-8试剂后轻振培养板，为了避免加样时由于CCK-8残留在枪头上所带来的误差，可以在加样前用培养基稀释CCK-8试剂并混匀后加样。

10. CCK-8反复冻融会增加背景值，干扰实验测定。

（马文康）

实验二十 细胞凋亡的形态学观察

一、实 验 目 的

以实验小组为单位，选择和设计检测细胞凋亡的手段和方法，研究和比较细胞发生凋亡的适宜方法并分析原因。

二、实 验 原 理

细胞凋亡（apoptosis）是指由基因控制的细胞自主的、有序性的死亡。

细胞凋亡与坏死是两种完全不同的细胞死亡形式，根据死亡细胞在形态学、生物化学和分子生物学上的差别，可以将两者区别开来。细胞发生凋亡期间，细胞膜和线粒体保存完好，而细胞核发生染色体凝聚和边缘化，随后断裂。继而细胞收缩，细胞体积变小、变形，与相邻细胞分离。细胞膜出现气泡，最后，整个细胞产生大小结构不同的凋亡小体（图2-4-6、图2-4-7）。细胞坏死是指病理情况下细胞的意外死亡。坏死过程细胞膜通透性增高，细胞肿胀，核碎裂，继而细胞膜破坏，细胞内容物溢出。细胞坏死常引起炎症反应。

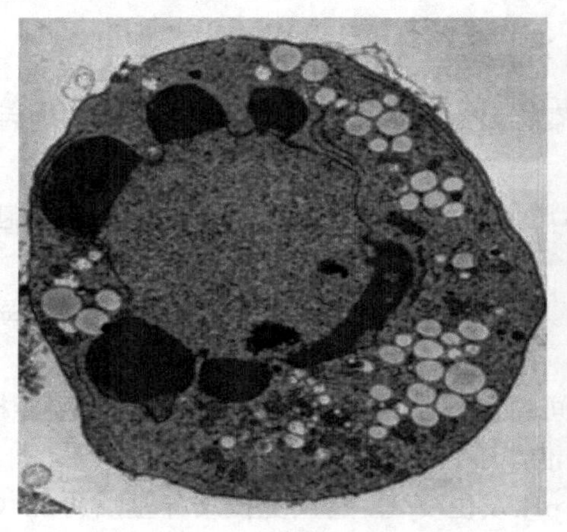

图 2-4-6 凋亡细胞核染色质边集图

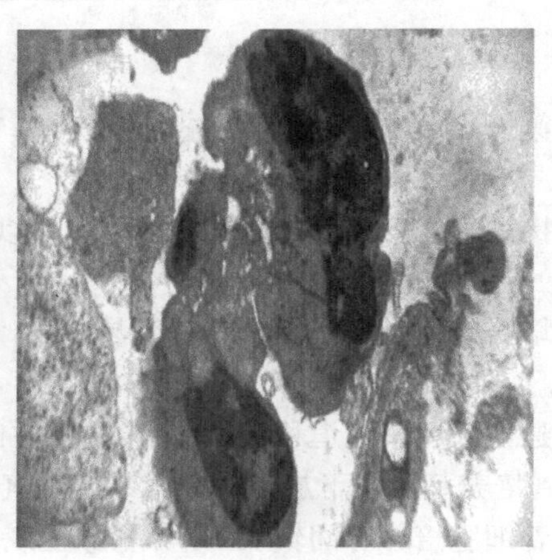

图 2-4-7 凋亡小体

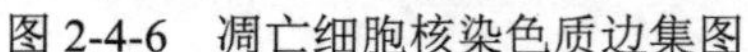

根据凋亡细胞固有的形态特征，建立了细胞凋亡形态学检测方法。使用普通光学显微镜可以直接观察细胞的大小和凋亡小体。HE（苏木精-伊红）染色是经典的显示细胞核、细胞质的染色方法。凋亡细胞经染色后，可见核被染为紫红色，胞质为粉红色，凋亡细胞体积缩小，染色质浓集，形成凋亡小体凸起于细胞表面；如用台盼蓝染料染色可使死细胞着色、活细胞不着色；而 Giemsa 染料主要是使细胞核着色。

细胞凋亡的检测方法很多，除了用光学显微镜检测外，还可用荧光显微镜进行检测和观察。细胞经吖啶橙染色后，在荧光显微镜下可观察到细胞内 DNA、RNA 的存在。DNA 会显示出黄绿色荧光。可见凋亡细胞体积明显缩小，核呈黄绿色，断裂成多个碎块状，无核仁，碎裂地由膜包裹着凸起于细胞表面呈黄绿色。

三、实验试剂和器材

1. 材料 贴壁细胞。

2. 试剂 PBS 溶液，Giemsa 应用染色液，吖啶橙，溴化乙锭，台盼蓝等。

3. 器材

（1）每班配备：普通光学显微镜，倒置显微镜，荧光显微镜，离心机，皮头吸管，染色板，紫外灯，方盘，竹签，镊子，试管架，薄膜手套，EP 管架，移液器（0.1～5μL），烧杯，枪头少许。

（2）每组配备：离心管 4 支，载玻片 15 片，盖玻片。

四、实验步骤

把细胞从培养瓶中消化下来，制成单细胞悬液。然后用紫外线照射 5～15min。

检测方法：

1. 台盼蓝染色 把细胞液与台盼蓝混匀，加盖玻片，立即镜检。死细胞被染成蓝色，而活细胞则染不上色。

2. Giemsa 染色 把细胞液与 Giemsa 混匀，加盖玻片，5min 后镜检。

3. 吖啶橙/溴化乙锭（AO/EB）染色 把细胞液与吖啶橙/溴化乙锭混匀，荧光显微镜下观察。活细胞的细胞核被染成绿色，早期凋亡细胞的细胞核为黄色，而晚期凋亡细胞和坏死细胞的细胞核则被染成橙红色。

五、实验报告

以实验小组为单位，上交一份实验报告。实验报告内容包括本组所设计的实验方法、实验步骤和实验结果（绘画出凋亡细胞图，计算凋亡的百分率）。

六、注意事项

1. 紫外线照射时间不宜过长，否则细胞会发生坏死。

2. AO/EB 双染的时间要短。

（邹东霆）

实验二十一　流式细胞仪检测细胞凋亡——Annexin V/PI 双染色法

一、实验目的

1. 掌握 Annexin V/PI 双染色法的实验原理。

2. 掌握 Annexin V/PI 双染色法的基本操作步骤。

3. 熟悉流式细胞仪的使用方法。

二、实验原理

在正常细胞中，磷脂酰丝氨酸（PS）只分布在细胞膜脂质双层的内侧，而在细胞凋亡早期，细胞膜中的 PS 由脂膜内侧翻向外侧。磷脂酰丝氨酸转移到细胞膜外不是凋亡所独特的，也可发生在细胞坏死中。两种细胞死亡方式间的差别是在凋亡的初始阶段细胞膜是完好的，而细胞坏死在其早期阶段细胞膜的完整性就破坏了。Annexin V是一种分子质量为35～36kDa 的 Ca^{2+}依赖性磷脂结合蛋白，与磷脂酰丝氨酸有高度亲和力，故可通过细胞外侧暴露的磷脂酰丝氨酸与凋亡早期细胞的胞膜结合。因此 Annexin V 被作为检测细胞早期凋亡的灵敏指标之一。将 Annexin V 进行荧光素（FITC）标记，以标记了的 Annexin V 作为荧光探针，利用荧光显微镜或流式细胞仪可检测细胞早期凋亡的发生（图 2-4-8）。碘化丙啶（propidium iodide，PI）是一种核酸染料，它不能透过完整的细胞膜，但对凋亡中晚期的细胞和死细胞，PI 能够透过细胞膜而使细胞核染红。因此将 Annexin V 与 PI 匹配使用，就可以将处于不同凋亡时期的细胞区分开来。

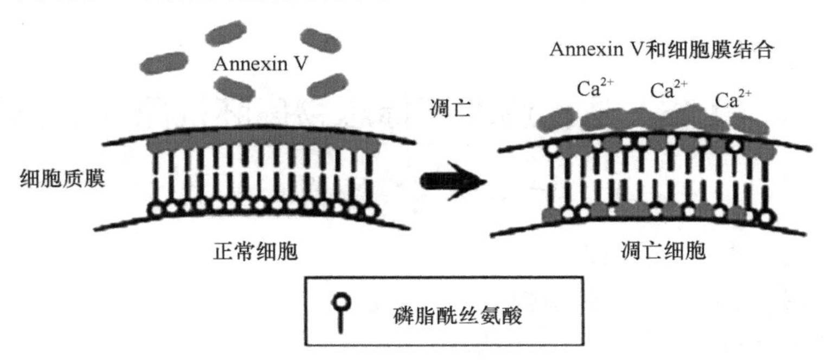

图 2-4-8　Annexin V 与细胞膜结合原理示意图

三、实验试剂和器材

试剂：细胞培养液，H_2O_2，Annexin V-FITC，PI 等。

器材：流式细胞仪等。

四、实 验 步 骤

1. 实验前将 HeLa 细胞接种于 6 孔板中，每孔加入 2mL 完全培养液，在加入诱导剂时细胞应达到 90%～95%密度。

2. 弃去旧的培养液，加入完全培养液配制的 H_2O_2（终浓度为 25μmol/L、50μmol/L、100μmol/L、150μmol/L 各一个孔），每孔 2mL，设一对照孔，直接加完全培养液 2mL，培养箱继续培养 24h（2 组为对照、25μmol/L、100μmol/L；2 组为对照、50μmol/L、100μmol/L；2 组为对照、50μmol/L、150μmol/L；共 6 组，每组各 3 孔）。

3. 收集细胞　将上清移入 15mL 离心管，加入 PBS 1mL 轻轻晃动一下，液体收回，加入 1mL 胰酶消化液，室温消化 3min，加入原来回收的 PBS 1mL，轻轻将细胞从生长面吹下来，将细胞悬液移到 15mL 离心管，1000r/min 离心 5min，去上清，加入 3mL PBS 重悬细胞沉淀，离心，去上清。

4. 加入 500μL Binding Buffer 重悬细胞，加入 5μL Annexin V-FITC、5μL PI 混匀，室温避光 5min，将细胞悬液移至流式管。

5. 流式细胞仪分析　流式细胞仪激发光波长用 488nm，用一波长为 515nm 的通带滤镜检测 FITC 荧光，另一波长大于 560nm 的滤镜检测 PI。

6. 结果判断　细胞膜有损伤的细胞的 DNA 可被 PI 着染产生红色荧光，而细胞膜保持完好的细胞则不会有红色荧光产生。因此，在细胞凋亡的早期 PI 不会着染而没有红色荧光信号。正常活细胞与此相似，在双变量流式细胞仪的散点图上，四个象限分别代表着：左下是阴性细胞 FITC–/PI–；左上死亡细胞 FITC–/PI+；右下是早期凋亡细胞 FITC+/PI–；右上是晚期凋亡及混有部分死亡细胞 FITC+/PI+（不过大家都把这部分看成晚期凋亡）。

五、注 意 事 项

1. 微量试剂取用前需离心集液。

2. Annexin V-FITC 和 PI 避光保存及使用。

3. PI 有毒，操作时要戴手套。

（邹东霆）

实验二十二　ELISA 法检测肿瘤标志物癌胚抗原（CEA）的含量

一、实 验 目 的

1. 掌握 ELISA 法的实验原理。

2. 掌握 ELISA 法的基本操作步骤。

3. 熟悉 CEA 含量测定的原理与方法。

二、实验原理

ELISA是酶联免疫吸附测定（enzyme linked immunosorbent assay）的简称。它是继免疫荧光和放射免疫技术之后发展起来的一种免疫酶技术。此项技术自20世纪70年代初问世以来，发展十分迅速，目前已被广泛用于生物学和医学科学的许多领域。

ELISA是以免疫学反应为基础，将抗原、抗体的特异性反应与酶对底物的高效催化作用相结合起来的一种敏感性很高的试验技术。由于抗原、抗体的反应在一种固相载体——聚苯乙烯微量滴定板的孔中进行，每加入一种试剂孵育后，可通过洗涤除去多余的游离反应物，从而保证试验结果的特异性与稳定性。加入酶标记的抗原或抗体后，通过反应而结合在固相载体上。此时固相上的酶量与标本中受检物质的量呈一定的比例。加入酶反应的底物后，底物被酶催化成为有色产物，产物的量与标本中受检物质的量直接相关，故可根据呈色的深浅进行定性或定量分析。在实际应用中，通过不同的设计，具体的方法步骤可有多种。即用于检测抗体的间接法、用于检测抗原的双抗体夹心法及用于检测小分子抗原或半抗原的抗原竞争法等。比较常用的是ELISA双抗体夹心法及ELISA间接法。

癌胚抗原（carcinoembryonic antigen，CEA）升高主要见于结/直肠癌、胃癌、肝癌、肺癌、胰腺癌、乳腺癌、卵巢癌、子宫及子宫颈癌、泌尿系肿瘤等，其他恶性肿瘤也有不同程度的阳性率。本实验用纯化的CEA抗体包被微孔板，制成固相载体，在包被抗CEA抗体的微孔中依次加入血清标本或标准品、辣根过氧化物酶（horseradish peroxidase，HRP）标记的抗CEA抗体，经过彻底洗涤后用底物四甲基联苯胺（3，3′，5，5′-tetramethylbenzidine，TMB）显色。TMB在过氧化物酶的催化下转化成蓝色，并在酸的作用下转化成最终的黄色。颜色的深浅和样品中的CEA含量呈正相关。用酶标仪在405nm波长下测定光密度（OD值），继而得到待测样品中CEA的含量。

三、实验试剂和器材

1. 酶标板 1块（96孔）。

2. 标准品 6瓶，0.5mL/瓶。CEA浓度分别为0ng/mL、5ng/mL、20ng/mL、80ng/mL、320ng/mL、640ng/mL。

3. HRP标记的抗CEA抗体 1×10mL/瓶。

4. TMB显色液 1×10mL/瓶。

5. 浓洗涤液 1×30mL/瓶，使用时每瓶用蒸馏水稀释20倍。

6. 终止液 1×5mL/瓶（1mol/L H_2SO_4）。

7. 其他 移液器、酶标仪、坐标纸等。

四、实验步骤

1. 标本的采集及保存

（1）血清：全血标本于室温放置2h或4℃过夜后于5000*g*离心5min，取上清即可检测，或将标本放于–20℃或–80℃保存，但应避免反复冻融。

（2）血浆：可用EDTA或肝素作为抗凝剂，标本采集后30min内于2～8℃ 5000*g*离心5min，或将标本放于–20℃或–80℃保存，但应避免反复冻融。

（3）细胞培养物上清或其他生物标本：5000*g*离心5min，取上清即可检测，或将标本放于−20℃或−80℃保存，但应避免反复冻融。

2. 加样 分别设空白孔、标准孔、待测样品孔。空白孔加样品稀释液40μL，余孔分别加标准品或待测样品40μL；加样时注意不要有气泡，应将样品加于酶标板孔底部，尽量不触及孔壁，轻轻晃动混匀，然后酶标板加上盖或覆膜；放置37℃反应30min。为保证实验结果有效性，每次实验请使用新的标准品溶液。

3. 弃去液体，洗涤5次，拍干。每孔加HRP标记的抗CEA抗体100μL，37℃，30min。

4. 温育后，弃去孔内液体，拍干，洗板5次，拍干。

5. 每孔加显色液100μL，37℃避光显色，15min。

6. 依序每孔加终止液50μL，终止反应，此时蓝色立转为黄色。终止液的加入顺序应尽量与底物液的加入顺序相同。为了保证实验结果的准确性，底物反应时间到后应尽快加入终止液。

7. 用酶标仪在405nm波长依序测量各孔的光密度（OD值）。在加终止液后立即进行检测。

8. 计算 以标准品的浓度为横坐标（对数坐标），OD值为纵坐标（普通坐标），在半对数坐标纸上绘出标准曲线（推荐使用专业制作曲线软件进行分析，如Curve Expert 1.3），根据样品的OD值由标准曲线查出相应的浓度，再乘以稀释倍数；或用标准品的浓度与OD值计算出标准曲线的回归方程式，将样品的OD值代入方程式，计算出样品浓度，再乘以稀释倍数，即为样品的实际浓度。

五、注意事项

1. 每次实验留一孔作为空白调零孔（不同于空白孔），该孔不加任何试剂，只是最后加底物溶液即显色液及终止液。测量时先用此孔调OD值至零。

2. 严格按照规定的时间和温度进行温育以保证准确结果。所有试剂都必须在使用前达到室温。使用后立即冷藏保存试剂。

3. 洗板不正确可以导致不准确的结果。在加入HRP标记抗体溶液或底物前确保尽量吸干孔内液体。温育过程中不要让微孔干燥。为防止样品蒸发，试验时将反应板放于铺有湿布的密闭盒内，酶标板加上盖或覆膜，洗板拍干后请立即加入后步试剂，应避免微孔干燥。

4. 消除板底残留的液体和手指印，否则影响OD值。

（林玉茵）

实验二十三　双转染报告系统的检测

一、实验目的

1. 掌握转染的原理及方法。

2. 掌握双转染报告系统的原理及方法。

二、实验原理

报告基因检测，作为真核生物表达调控研究的常用方法，通常采用生物发光法。报告基因是一种编码可被检测的蛋白质或酶的基因。常见的报告基因包括：β-半乳糖苷酶（β-Gal）、葡萄糖醛酸酶（GUS）、绿色荧光蛋白（GFP）、分泌型碱性磷酸酶（SEAP）、蛍光素酶（LUC）。生物发光是报告基因检测最常用的方法，是指生物体发光或生物体提取物在实验室中发光的现象。一般机制：由细胞合成的化学物质，在一种特殊酶的作用下，使化学能转化为光能。其中，GFP 和蛍光素酶被广泛应用于动物基因表达调控中。生物发光与荧光的区别在于生物发光是化学发光的一种，激发能量来自于化学反应，荧光反应是吸收来自光源的光，再发射另一光子，属于瞬时反应。

蛍光素酶是生物体内催化不同底物氧化发光的一类酶的总称，来自于自然界能够发光的生物，如蛍火虫、发光细菌、发光海星、发光甲虫等，并且不存在于哺乳动物细胞中，一旦转录完成立刻就生成功能性的蛍光素酶，可以与底物发生很强的特异性结合，而且检出的灵敏度较高。生物荧光发光机制实质是蛍光素酶与底物结合发生一种化学荧光。首先需要把基因转录的调控元件克隆在蛍火虫蛍光素酶基因的上游，然后用构建成功的蛍光素酶报告质粒转染细胞，测定刺激前后或不同刺激后蛍光素酶活性的高低，以确定刺激对调控元件的影响。相比于单报告基因实验，在双报告基因实验中有两个报告基因用在一个实验系统中，能进行相互测量，通常以一个报告基因作为内对照，另一个基因的测量结果更为可靠。使用蛍火虫蛍光素酶，结合氯霉素乙酰转移酶（CAT）、β-Gal、GUS 的双报告基因，已被广泛使用。Dual-Luciferase 双蛍光素酶报告基因检测系统在细胞中同时表达蛍火虫蛍光素酶和海肾蛍光素酶。

报告基因实验简单流程：构建包含有报告基因的质粒，将构建好的质粒转染细胞，提供相应的刺激（诱导），检测报告基因，数据分析。

核转录因子 NF-kappaB（NF-κB）蛋白家族，包括 5 个亚单位，常见的二聚体是 P_{50}-P_{65}。

通过生物信息学检测 TIMP3 可能是 miR-21 的一个靶基因。将 TIMP3-3′UTR 克隆入 PGL3 质粒，一组转染阴性对照组及 PGL3-TIMP3 3′UTR 质粒（对照组），另一组转染 miR-21 及 PGL3-TIMP3 3′UTR 质粒（实验组）。如 miR-21 可靶向作用到 TIMP3 3′UTR，则酶标仪显示结果为实验组荧光信号弱于对照组信号。

三、实验试剂和器材

试剂：Opti-MEM，Lipo 2000，含 5%FBS 的 DMEM 培养基，蛍光素酶检测试剂，包括荧光素、ATP、CoA 及一些添加剂，裂解缓冲液等。

器材：48 孔板、培养箱、多功能酶标仪等。

四、实验步骤

1. 脂质体转染法转染　瞬时转染细胞 NF-κB 报告基因或其他报告基因、寡聚核苷酸。

（1）在转染前一天按需求接种细胞于 48 孔板，次日进行转染；转染前 6h，将待转染的细胞培养基换为 150μL Opti-MEM。

（2）在 25μL Opti-MEM 中加入 0.5μL Lipo 2000，混匀后在室温静置 5min。

（3）用 25μL Opti-MEM 稀释质粒或其他寡聚核苷酸。

（4）将（2）和（3）混匀后在室温静置 20min。

（5）将 200μL 混合物加入待转染的细胞，转染体系见表 2-4-2，将 48 孔板置于培养箱中培养。

（6）转染后 6h 将培养基换回含 5%FBS 的 DMEM 培养基，24～48h 后进入后续实验。

表 2-4-2 转染体系（48 孔板）

萤光素酶报告基因质粒	0.125μg
海肾萤光素酶报告基因质粒	0.01μg

加 Opti-MEM 至总体积为 25μL。

2. 萤光素酶活性检测 用 Dual-Luciferase™ Report Assay Kit 检测萤光素酶活性。

（1）吸去培养基，用 1×PBS 洗 1 次。

（2）每孔中加入 100μL 1×passive lysis buffer，置摇床上剧烈振荡 15min。

（3）将每孔中的液体移入 1.5mL 离心管中，在 10 000r/min 条件下离心 1min。

（4）取 20μL 上清液加入 96 孔板中，置多功能酶标仪中按照 Gen5 软件步骤操作。

五、注 意 事 项

1. 双转染报告检测受多种因素影响，所以一般需要设置 3 个或以上复孔。

2. 裂解产物与底物混合要快速，混合时间一致，避免萤光素酶衰变的影响。

3. 细胞培养时间不宜过长。

六、思 考 题

双萤光素酶活性实验的原理是什么？

（郭晓兰）

实验二十四 彗星实验检测细胞 DNA 的损伤

一、实 验 目 的

1. 掌握细胞 DNA 损伤的常见原因。

2. 掌握彗星实验的原理及方法。

二、实 验 原 理

彗星实验，又称单细胞凝胶电泳实验，是一种通过检测 DNA 链损伤，即细胞中 DNA 单、双链缺口的损伤程度，进一步来判别遗传毒性的技术，是由 Ostling 等于 1984 年首次提出的可以在单个细胞水平上快速检测细胞 DNA 损伤的技术，具有简便、灵敏、样品用量少、应用面广、消耗材料少、可进行单细胞水平原位检测等优点，可以用于检测各种理化因子作用后引起的细胞 DNA 损伤，目前已被应用于环境理化因素的遗传毒性、DNA 的损伤与修复机制及生物监测等领域。

在细胞裂解液的作用下，细胞膜、核膜及其他生物膜受到破坏，细胞内的蛋白质、RNA 及其他成分扩散到细胞裂解液中，但是核 DNA 仍保留在原位，即剩余的核骨架中。若细胞未受损，被琼脂糖凝胶包埋的细胞在电泳时会保持球形，即核 DNA 因分子量大停留在核基质中，荧光染色后呈现圆形的荧光团，无拖尾现象。相反，若细胞受损，核 DNA 分子在碱性条件下发生解螺旋，释放出小分子量的单链 DNA 片段，电泳过程中，片段进入凝胶中，单链断裂的DNA片段即可离开核DNA向阳极迁移发生拖尾现象，即“彗星”状图像，而且“彗星”状图像越明显，则证明DNA损伤程度越严重，产生的DNA断链越多。所以，通过比较DNADE1迁移距离和彗星尾部的荧光强度就可以比较单个细胞的损伤程度。

DNA损伤可以由多种因素造成，包括病毒引起的基因组DNA损伤、亚硝酸盐等化学物质引起的DNA损伤以及UV等辐射因子照射引起的DNA损伤。UV照射引起细胞DNA损伤与照射强度有关，UV照射可引起细胞DNA断裂和DNA-蛋白交联及染色体畸形，许多研究发现UV照射与皮肤癌的发生有密切关系。

三、实验试剂和器材

材料：MCF-7细胞，1.0%正常熔点琼脂糖（NMA），0.5%低熔点琼脂糖（LMA）。

试剂：PBS缓冲液，细胞裂解液（NaCl 146.1g，Na_2EDTA 37.2g，N-十二烷基肌氨酸钠10g，Tris 1.22g，加800mL双蒸水，搅匀，调pH到10.0，加水定容至1000mL。冰箱4℃保存备用。用前根据用量按总体积加1% Triton X-100、10% DMSO混匀），碱性电泳缓冲液（Na_2EDTA 0.186g，NaOH 6g，调节pH=13，加500mL双蒸水定容，现配现用），Tris-HCl缓冲液，溴化乙锭，PBS缓冲液等。

器材：水浴箱、电泳槽、电泳仪、电子分析天平、荧光显微镜及数码成像系统、匀浆器、磁力搅拌器、载玻片、盖玻片、擦镜纸、CO_2培养箱、塑料培养皿、紫外照射灯等。

四、实验步骤

1. 实验分组及UV处理　在培养皿上方15cm处以254nm波长的紫外线照射处于对数生长期的MCF-7细胞，并调整照射时间。实验分为对照组和8个实验组，对照组不做照射，实验组分别照射5s、10s、30s、60s、120s、180s、240s、300s。

2. 制备细胞悬液　将各组的细胞用0.25%胰酶消化后收集离心，用PBS重悬，调整细胞密度为4×10^5/mL。

3. 凝胶制备　本实验采用三明治式铺胶法。在预热的磨砂载玻片上滴加45℃水浴后的1.0 %正常熔点琼脂糖（NMA）80μL，室温固化10min，制成第一层胶。制备第二层胶时取80μL 0.5%低熔点琼脂糖（LMA）与细胞悬液按1∶1比例的混合液，滴加在第一层胶上，盖上干净的盖玻片使其均匀铺开，置于4℃下凝固10min。第二层胶凝固后移开盖玻片，滴加5μL预热37℃的0.5%低熔点琼脂糖（LMA），置于4℃下凝固10min。

4. 细胞裂解　将制备好的凝胶放入预冷的新鲜配制的裂解液中，4℃裂解1h。

5. 解旋　从裂解液中取出载玻片，用PBS洗去表面高浓度的盐，晾干。将载玻片放入盛有新鲜配制的碱性电泳缓冲液的电泳槽中，4℃条件下解旋20min，使DNA解螺旋形成单链。

6. 电泳　4℃条件下，以20V、200mA电泳20min。

7. 中和　电泳后取出载玻片，用Tris-HCl缓冲液（pH=7.5）中和30min。

8. 脱水　中和后的载玻片在室温下以50%乙醇—70%乙醇—80%乙醇—90%乙醇—100%乙醇—100%乙醇梯度脱水，各5min。

9. 染色　载玻片干燥后，每张载玻片滴加15μL溴化乙锭（EB）于室温下染色30min，在荧光显微镜下观察并拍照。

五、注意事项

1. 贴壁细胞一定要用胰酶消化成单个细胞。

2. 必须使用澄清没有沉淀的裂解液。

3. 凝胶制备时一定要均匀平整无气泡。

六、思考题

彗星实验的原理是什么？

（郭晓兰）

实验二十五 离子交换柱层析法分离氨基酸

一、实验目的

1. 掌握离子交换树脂分离氨基酸的基本原理。

2. 掌握离子交换柱层析法的基本操作。

二、实验原理

离子交换层析是以离子交换剂为固定相，依据流动相中的组分离子与交换剂上的平衡离子进行可逆交换时的结合力大小的差别而进行分离的一种层析方法。当被分离的蛋白质溶液流经离子交换层析柱时，带有与离子交换剂相反电荷的蛋白质被吸附在离子交换剂上，随后用改变 pH 或改变离子强度的方法将吸附的蛋白质洗脱下来。

氨基酸是两性电解质，不同的氨基酸有其特定的等电点，在溶液 pH 小于其 pI 值时带正电，大于其 pI 时带负电。故在一定的 pH 条件下，各种氨基酸的带电情况不同，与离子交换剂上的交换基团的亲和力亦不同。本实验采用磺酸型阳离子交换树脂（732 型）分离酸性氨基酸（天冬氨酸 Asp pI=2.97）和碱性氨基酸（赖氨酸 Lys pI=9.74）的混合液。在 pH 5.3 条件下，由于 pH 低于 Lys 的 pI，Lys 可解离成阳离子，吸附在树脂上；又由于 pH 高于 Asp 的 pI，则 Asp 可解离为阴离子，不能被树脂吸附而直接流出色谱柱。在 pH 12 条件下，因 pH 高于 Lys 的 pI，Lys 又解离为阴离子从树脂上被交换下来，这样通过改变洗脱液的 pH 可使它们被分别洗脱而达到分离的目的。

三、实验试剂和器材

层析柱（20cm×1cm）、铁架台。恒流泵，部分收集器。分光光度计。恒温水浴锅。732 型阳离子交换树脂。2mol/L 氢氧化钠溶液，1mol/L 氢氧化钠溶液，0.01mol/L 氢氧化钠溶液。2mol/L 盐酸溶液。混合氨基酸溶液：天冬氨酸、赖氨酸均配制成 2mg/mL 的柠檬酸缓冲液溶液。将上述天冬氨酸、赖氨酸溶液按 1∶1.5 的比例混合。柠檬酸缓冲液（pH 5.3，钠离子浓度为 0.45mol/L）。茚三酮显色剂：称取 85mg 茚三酮和 15mg 还原茚三酮，用 10mL 乙二醇溶解。

四、实验步骤

1. 树脂的处理 取 10g 干树脂用蒸馏水浸泡过夜，使之充分溶胀。100mL 烧杯中加入

10g 干树脂，加入 25mL 2mol/L 的盐酸浸泡 2h，倾去清液，洗至中性。再用 25mL 2mol/L 的氢氧化钠溶液浸泡 2h，倾去清液，洗至中性。

2. 装柱　取 20cm×1cm 层析柱，检验气密性。验得气密性良好后，将柱垂直夹于铁架台上。用夹子夹紧柱底出口处橡皮管，在柱顶放一漏斗并向柱内加入 2～3cm 高的缓冲溶液。用小烧杯取少量树脂及浸泡液，将其搅拌成悬浮状，通过漏斗缓慢倒入柱内。待树脂在底部沉降时，慢慢打开出口夹子，放出少许液体，持续加入树脂，直至树脂高度达到 10cm。装好的柱要求连续、均匀，无纹格、无气泡，表面平整，否则倒回烧杯，重新装柱。整个过程液面不可低于树脂界面。

3. 平衡　层析柱装好后，缓慢加入适量 pH 5.3 柠檬酸缓冲液至液面高于树脂面 2～3cm。取一烧杯，内盛 25mL pH 5.3 柠檬酸缓冲液，柱上端胶皮管通过恒流泵浸入烧杯液面以下，柱下端置另一烧杯收集洗出液。后开启泵，调节流速，以 0.5mL/min（10 滴/分）流速进行平衡，待 25mL 缓冲液基本用尽时即可加样。平衡过程需 40～50min。

4. 加样　关闭恒流泵，打开层析柱上端，缓慢打开柱底出口夹子，放出层析柱内液体至层析柱内液体凹液面与树脂上表面约距 1mm，立即关闭出口。由上端缓慢加入氨基酸混合液 0.5mL（用吸量管沿柱壁四周均匀加入）。加样后打开止水夹，使液缓慢流出至凹液面与树脂上表面约距 1mm，立即关闭止水夹。再加入 0.5mL 缓冲液（用吸量管沿柱壁四周均匀加入），打开止水夹，使液体缓慢流出至凹液面与树脂上表面再次约距 1mm，重复此加入缓冲液操作 2～3 次，最后加缓冲液至液面高于柱顶 2cm 左右。

5. 洗脱　将层析柱装好并使下端对准部分收集器上的一号小试管口，用 pH 5.3 柠檬酸缓冲液以 0.5mL/min（10 滴/分）流速开始洗脱，小试管收集洗脱液，每管收集 1mL，收集 10 管后，关闭恒流泵，同时夹住下端，改用 0.01mol/L 氢氧化钠溶液洗脱，同法继续收集 11～35 管。收集完毕后，关闭止水夹和恒流泵（实验时柱内液体不可流干，柱子气密性不好时易出现流干情况）。

6. 向各管收集液中加入 2.5mL 柠檬酸缓冲液，混匀后加入 1mL 茚三酮显色剂，在沸水中加热 15min，取出冷却 10min。以收集液第 1 管为空白，测定 570nm 波长处各管的光吸收值。以光吸收值为纵坐标，以洗脱管号（洗脱体积）为横坐标绘制氨基酸色谱图（比色时请戴手套，避免将液体沾在手上或衣服上，实验完毕后请将树脂倒入指定回收处，并清洗所有实验用具）。

7. 树脂的回收与再生　树脂回收后，用 1mol/L 氢氧化钠溶液洗涤浸泡，用蒸馏水洗至中性后，可再次使用。

五、实验报告

以光吸收值为纵坐标，以洗脱管号（洗脱体积）为横坐标绘制氨基酸色谱图。

六、注意事项

1. 装柱均匀无断层、气泡。

2. 上样、洗脱过程注意液体界面始终高于树脂界面。

（张冬云）

实验二十六　免疫荧光染色

一、实验目的

1. 了解免疫荧光染色的基本原理。

2. 熟悉免疫荧光染色的实验操作过程。

二、实验原理

免疫荧光染色是免疫技术和荧光染色法结合的新技术，主要原理是利用抗原抗体特异性结合作用来显示目的蛋白，将已知的抗体（或抗原）标记上荧光基团，然后使之与细胞或组织内的抗原（或抗体）结合，在细胞或组织中形成带有荧光素的抗原抗体复合物，通过荧光显微镜可以观察到荧光在细胞或组织中的性质和定位。免疫荧光染色可以分为荧光抗体法和荧光抗原法。免疫荧光技术具有特异性强、敏感性高、速度快、广适性、操作简便的优点，缺点是可能存在非特异性染色问题。

免疫荧光染色可以分为直接法和间接法。直接法即利用已标记荧光色素的抗体直接与细胞或组织标本的抗原反应，观察抗原抗体复合物在细胞或组织中的定位。间接法即先用未标记的特异抗体（第一抗体）与抗原标本进行反应，然后洗去未反应的标记抗体，再用标记的抗抗体（第二抗体）与抗原标本反应，使之形成抗原抗体复合物，再洗去未反应的标记抗体。间接法用于检测未知抗原。

许多物质都可产生荧光现象，但并非都可用作荧光色素。免疫荧光技术中用于标记的荧光色素是指能产生荧光，并且能与蛋白质稳定结合，不影响标记抗体的生物活性及特异性的有机化合物。荧光素的选择原则主要有具有高荧光效率、标记方法简单、标记后不改变细胞或组织生物学活性、安全、无毒等。目前适用于标记蛋白的荧光色素主要有异硫氰酸荧光素（FITC）、四乙基罗丹明（RB2000）、四甲基异硫氰酸罗丹明（TMRITC）、藻红蛋白（R-RE）等。

三、实验试剂和器材

材料：MCF-7 细胞等。

试剂：PBS 缓冲液，4%多聚甲醛，0.5%Triton X-100，2% BSA，一抗，二抗，DAPI，封片剂等。

器材：荧光显微镜、6 孔板、盖玻片等。

四、实验步骤

1. 实验前一天将 MCF-7 细胞和高表达 miR-96 的 MCF-7 稳定细胞系分别接入铺有盖玻片的 6 孔板内，确保第二天细胞融合至 70%左右可以进行染色步骤。

2. 弃去旧培养基，每孔加入 2mL 2% PBS，漂洗 3 次，每次 5min。

3. 吸出 PBS，每孔加入新鲜配制的预冷的 4%多聚甲醛 1mL，室温下固定细胞 20min。

4. 吸出 4%多聚甲醛，每孔加入 2mL 2% PBS，漂洗 3 次，每次 5min。

5. 吸出 PBS，每孔加入 0.5% Triton X-100 1mL，室温下孵育 10min，对细胞透化处理。

6. 吸出 0.5% Triton X-100，每孔加入 2mL PBS，漂洗 3 次，每次 5min。

7. 吸出 PBS，每孔加入 1mL 2% BSA，室温下封闭 30min，吸出 2% BSA。
8. 每个盖玻片上滴加 50μL 按比例稀释后的一抗，置于 4℃孵育过夜或室温孵育 1h。
9. 取出 6 孔板，每孔加入 2mL PBS，漂洗 3 次，每次 5min。
10. 吸出 PBS，每个盖玻片上加入 50μL 按比例稀释后的二抗，室温下孵育 30min 至 1h。
11. 每孔加入 2mL PBS，漂洗 3 次，每次 5min。
12. 吸出 PBS，每孔加入染核试剂 0.5μg/mL DAPI 染色 10min。
13. 吸出染核试剂，用 PBS 漂洗 3 次，去除多余的 DAPI。
14. 加入 20μL 封片剂封片。
15. 荧光显微镜下观察拍照（封片好的细胞样品可于 4℃存放 2 周以上甚至 1 年）。

五、注意事项

1. 二抗加入后请注意避光。
2. 封片后请尽早拍照观察，如暂时不用，请置于 4℃，防止荧光猝灭。

（朱培炜）

实验二十七 免疫组织化学染色

一、实验目的

1. 了解免疫组织化学染色的基本原理。
2. 熟悉免疫组织化学染色的实验操作过程。

二、实验原理

免疫组织化学又称免疫细胞化学，是指带显色剂（荧光素、酶、金属离子、同位素）标记的特异性抗体在组织细胞原位通过抗原抗体反应和组织化学的呈色反应，原位显示组织或细胞内抗原（多肽和蛋白）的一项技术，可以在细胞、亚细胞水平检测各种抗原物质，对其进行定位、定性及定量的研究，以下简称免疫组化。常用的免疫组化技术可分为免疫荧光组织化学方法、免疫酶组织化学方法、免疫胶体金技术、免疫铁蛋白法、放射免疫自显影法。其中，最常用的是免疫酶组织化学方法，即通过合成反应将酶连接在抗体上，制成酶标抗体，以酶标抗体与组织或细胞作用，然后加入酶的底物发生特异催化作用，生成有色的不溶性产物，或具有一定电子密度的颗粒，可以通过普通显微镜或电镜进行抗原成分的定位，根据酶标记的部位可分为直接法、间接法、酶桥法。用于标记的抗体可以是多克隆抗体或特异性单克隆抗体，最好是高效价的单克隆抗体。目前通常采用间接法，即将酶标记在第二抗体上，检测组织细胞内的特定抗原物质，优点是灵敏度高，只需少数几种动物的二抗即可以和所有一抗相匹配，缺点是特异性差。

免疫组化特异性着色应具备特定的组织、细胞、细胞内部位的定位（非特异性染色细胞与组织无区别），着色具有分布和强度的不均一性（非特异性染色弥散性均匀），DAB 显色剂应为棕黄到棕褐色的颗粒性显色。免疫组化染色结果的判读必须设置对照（阳性对照、阴性对照、替代对照、实验组），且阴性结果不能视为抗原不表达。只有当阳性对照组为阳性，阴性对照组为阴性时，实验结果才有意义。相反，则由于对照组结果已否定抗体的特异性或因免疫组化技术操作存在错误等而使实验结果失去意义，必须重复实验或换用抗体。

三、实验试剂和器材

试剂: PBST 缓冲液，二甲苯，无水乙醇，95%乙醇，90%乙醇，80%乙醇，70%乙醇，3%H_2O_2，ddH_2O，5% BSA，一抗，生物素化二抗或酶标二抗，底物显色剂，中性树胶，苏木精等。

器材：光学显微镜，微波炉，水浴锅，恒温烤箱，高压锅，量筒，电炉，高压染缸，湿盒，脱蜡架，免疫组化笔等。

四、实验步骤

1. 脱蜡和水化

（1）脱蜡前应将组织切片在60℃恒温箱中烘烤1h。

（2）组织切片置于二甲苯中浸泡3min，2次。

（3）无水乙醇中浸泡3min，2次。

（4）95%乙醇中浸泡3min。

（5）90%乙醇中浸泡3min。

（6）80%乙醇中浸泡3min。

（7）70%乙醇中浸泡3min。

（8）将组织切片浸泡在清水中冲洗。

2. 3%H_2O_2室温孵育15min，消除内源性过氧化物酶活性，ddH_2O冲洗3次，每次5min。

3. 抗原修复 可选择下述方法之一进行。

1）选择一：高压修复。高压锅最高挡加热至冒气，将玻片架入染色架，浸入高压锅内的EDTA修复液中，加热至鸣叫，开始计时3min，取出，用自来水流水淋至冷却。

2）选择二：微波炉修复。加入柠檬酸缓冲液，放入微波炉中蒸煮3min（中火），一般刚到沸腾即可，冷却至室温，然后再蒸煮一次，冷却至室温，蒸煮的目的是使抗原的位点暴露出来。

4. 修复结束，水洗两次，将玻片置于PBS中浸泡5min，甩干并用吸水纸擦干组织周围水分，用免疫组化笔画圈。

5. 用5%BSA室温封闭20min，甩去BSA，滴加适当比例稀释的一抗50～100μL，37℃孵育1～2h，或置于湿盒放入冰箱4℃孵育过夜（多采用此法）。过夜处理时为避免干片，最好在滴加抗体后将封口膜剪成小圆片覆盖组织。

6. 用PBST缓冲液冲洗4次，每次5min。

7. 滴加适当比例稀释的二抗，37℃孵育10～30min。

8. PBST缓冲液冲洗4次，每次5min。

9. DAB显色 甩去PBS液，每张切片滴加DAB显色剂50～100μL，覆盖组织（显色剂配制方法因试剂盒而不同，依试剂盒操作。一般显色剂的配制方法：在1ml水中加1滴显色剂A，摇匀，然后加1滴显色剂B，摇匀，再加1滴显色剂C，摇匀，其中A为DAB，B为H_2O_2，C为磷酸缓冲液），室温孵育5～10min。

10. 自来水流水冲洗30min，苏木精复染30s，自来水流水冲洗30min至1h。

11. 乙醇梯度脱水干燥 70%乙醇浸泡5min，80%乙醇浸泡5min，95%乙醇浸泡5min，无水乙醇浸泡2次，每次10min，晾干。

12. 透明 置于二甲苯中浸泡3min，更换二甲苯后浸泡3min。

13. 封片 中性树胶封片。

14. 在显微镜下观察结果并照相，阳性反应显示为棕黄色物质。

五、注意事项

1. 为达到免疫组织化学技术的要求，组织固定越新鲜越好。

2. 脱蜡必须彻底干净，避免造成假阴性。

3. 切片必须完整、均匀、平展、无皱褶。

4. 孵育时反应液要充分覆盖组织，防止干片。

5. 梯度稀释抗体到最佳工作浓度。

6. 防止底物反应时间过长。

（朱蔚云）

实验二十八 固定化酵母细胞蔗糖酶活性测定

一、实验目的

1. 了解酵母细胞固定化技术。

2. 掌握蔗糖酶活力的测定原理和检测方法。

二、实验原理

固定化细胞和固定化酶技术是指利用物理或化学手段将游离的细胞或水溶性酶与固体的水不溶性支持物（或载体）相结合，定位于限定的空间区域，使其不溶于水但仍保持活性，并可反复使用的一种技术。固定化细胞经载体固定后，整个细胞活力消失，但目标酶仍保持催化活力。它们在固相状态下增加了机械强度，稳定性提高，可回收反复使用，并在储存较长时间后依然保持酶和微生物的活性不变，延长了酶的使用时间。常用的固定化方法：物理吸附法、载体结合法、包埋法、交联法。

与固定化酶相比，固定化细胞由于细胞内环境的相对恒定和细胞的缓冲作用，其对胞内酶产生的影响不如固定化酶明显，固定化细胞可以降低成本，省去酶的分离纯化工作，减少酶的活力损失，而且可以保持酶的原始状态，比固定化酶的稳定性更高，操作稳定性也更好，固定化细胞本身含多酶系统，可催化一系列反应。

酵母中的蔗糖酶以两种形式存在于酵母细胞膜的两侧，分别是在细胞膜外细胞壁中的外蔗糖酶和在细胞膜内侧细胞质中的内蔗糖酶。蔗糖酶是一种水解酶，能催化蔗糖水解为等量的葡萄糖和果糖。蔗糖酶活性测定有多种方法，如Nelson比色法、斐林试剂法。本实验通过斐林试剂法测定还原糖产生数量来确定蔗糖的裂解速率。斐林试剂法测定还原糖含量灵敏度较高，蔗糖酶可以催化蔗糖水解生成果糖和葡萄糖，而单糖含有游离羰基，具有弱还原性，葡萄糖、果糖和碱性铜试剂混合加热后被其氧化，二价铜被还原成棕红色氧化亚铜沉淀，这个过程中溶液发生显色变化：浅蓝色→棕色→砖红色（氧化亚铜沉淀），葡萄糖溶液浓度越高，颜色越深。氧化亚铜与磷钼酸作用生成蓝色溶液，其蓝色深度与还原糖的量成正比，于650nm测定光吸收值。

三、实验试剂和器材

材料：海藻酸钠若干，干酵母若干。

试剂：4% $CaCl_2$，10%蔗糖液 100mL，斐林试剂甲、乙液，磷钼酸试剂，蒸馏水等。

器材：试管，试管架，1mL 吸管 2 支，水浴锅，漏斗，烧杯，可见光分光光度计，比色杯等。

四、实验步骤

1. 酵母细胞固定化

（1）酵母细胞的活化：在缺水状态下，酵母细胞处于休眠状态，使处于休眠状态的酵母细胞重新恢复正常生活状态，即为酵母细胞的活化，称取 1g 干酵母，加入 10mL 蒸馏水于 50mL 烧杯中，搅拌均匀放置 1h，使酵母细胞活化。

（2）配制海藻酸钠溶液：称取 1g 海藻酸钠，加入 100mL 水，用酒精灯微火加热，不断搅拌均匀，溶解后冷却到 30℃左右。

（3）海藻酸钠溶液和酵母细胞混合：将预先准备好的已活化酵母细胞和海藻酸钠溶液混合，搅拌均匀，倒入下边装有胶管与止血夹的漏斗中。

（4）固定化酵母细胞：将海藻酸钠溶液和酵母细胞混合物慢慢滴入 150～200mL 4% $CaCl_2$ 溶液中，保持速度恒定且缓慢，以形成直径为 2～3mm 的球形固定化酵母，并在 $CaCl_2$ 溶液中浸泡 30min 左右，使胶体聚沉，凝胶珠形成稳定结构。

（5）检查凝胶珠质量是否合格：用镊子夹取一个凝胶珠于实验桌上挤压，质量合格的凝胶珠不容易破裂，无液体流出，或者将凝胶珠用力摔打于实验桌上，质量合格的凝胶珠较容易弹起。

（6）用蒸馏水冲洗凝胶珠（固定化酵母细胞）2～3 遍，装入下端口塞有棉花的玻璃柱中，从柱上端加入 10～20mL 10%蔗糖液，发酵 10min，控制一定的流速（10～17 滴/分）使水解糖液滴入烧杯中，水解糖液即为葡萄糖和果糖的混合液。

2. 蔗糖酶的检测　吸取上述水解糖液 1mL 于干燥试管中，加入斐林试剂甲液和乙液各 1mL，沸水浴 1～2min，观察颜色变化。有氧化亚铜沉淀的说明蔗糖已被水解，管中有蔗糖酶的存在，以 10% 蔗糖液作空白对照，分别加入 1mL 的磷钼酸试剂，于 650nm 测定光吸收值。

五、注意事项

1. 酵母活化后体积会变大，所以要准备足够大的容器。

2. 加热使海藻酸钠熔化。要确保海藻酸钠有合适的浓度，以保证海藻酸钠浓度不偏低或偏高。

（邓小亮）

实验二十九　免疫共沉淀技术

一、实验目的

1. 掌握免疫共沉淀技术。

2. 掌握免疫共沉淀技术原理。

二、实验原理

免疫共沉淀（co-immunoprecipitation，Co-IP）是以抗体和抗原之间的专一性作用为基础、用于研究蛋白质相互作用的经典方法，是确定两种蛋白质在完整细胞内生理性相互作用的有效方法。

当细胞在非变性条件下被裂解时，完整细胞内存在的许多蛋白质间的相互作用被保留了下来。如果用蛋白质 X 的抗体免疫沉淀 X，那么与 X 在体内结合的蛋白质 Y 也能沉淀下来。目前多用精制的 protein A 预先结合固定化在琼脂糖珠上，使之与含有抗原的溶液及抗体反应后，琼脂糖珠上的 protein A 就能吸附抗原达到精制的目的。这种方法常用于测定两种目标蛋白质是否在体内结合；也可用于确定一种特定蛋白质的新的作用搭档。

优点：①相互作用的蛋白质都是经过翻译后修饰的，处于天然状态；②蛋白质的相互作用是在自然状态下进行的，可以避免人为影响；③可以分离得到天然状态的相互作用的蛋白质复合物。缺点：①可能检测不到低亲和力和瞬间的蛋白质相互作用；②两种蛋白质的结合可能不是直接结合，而可能有第三者在中间起桥梁作用；③必须在实验前预测目的蛋白是什么，以选择最后检测的抗体，所以若预测不正确，实验就得不到结果，方法本身具有冒险性。

三、实验试剂和器材

材料：培养或收集好的细胞（提取总蛋白）。

试剂：PBS，RIPA 缓冲液（100mL）。配制方法：称取 790mg Tris，加到 75mL 去离子水中，加入 900mg NaCl，搅拌，直至全部溶解，用 HCl 调节 pH 至 7.4。加 10mL 10%NP-40，加 2.5mL 10%去氧胆酸钠，搅拌，直至溶液澄清。加 1mL 100mmol/L EDTA，定容至 100mL，2～8℃保存。

注：准备激酶实验时，不要加去氧胆酸钠，因为离子型去污剂能够使酶变性，导致活性丧失。

RIPA 蛋白酶抑制剂/ RIPA 磷酸酯酶抑制剂混合物

苯甲基磺酰氟（PMSF）：用异丙醇配制成 200mmol/L 的储存液，室温保存。

EDTA：用 H_2O 配制成 100mmol/L 的储存液，pH=7.4。

亮抑肽酶：用 H_2O 配制成 1mg/mL 的储存液，分装，于–20℃冰箱保存。

抑蛋白酶肽：用 H_2O 配制成 1mg/mL 的储存液，分装，于–20℃冰箱保存。

胃蛋白酶抑制剂：用甲醇配制成 1mg/mL 的储存液，分装，于–20℃冰箱保存。

激活的 NA_3VO_4：用 H_2O 配制成 200mmol/L 的储存液。

NaF：200mmol/L 的储存液，室温保存。

PMSF 在水溶液中很不稳定，30min 就会降解一半，所以 PMSF 应该在使用前现加，其他抑制剂成分可以在水溶液中稳定 5d。

器材：细胞刮刀、培养皿、培养瓶、EP 管、protein A 琼脂糖珠、水平摇床、离心机等。

四、实验步骤

1. 用预冷的 PBS 洗涤细胞两次，最后一次吸干 PBS。

2. 加入预冷的 RIPA 缓冲液（每 10^7 个细胞或 100mm 培养皿加 1mL）。

3. 用预冷的细胞刮刀将细胞从培养皿刮下，把悬液转到 1.5mL EP 管中，4℃缓慢晃动 15min。

4. 4℃ 12 000r/min 离心 15min，立即将上清转移到一个新的 EP 管中。

5. 准备 protein A 琼脂糖珠，用 PBS 洗两遍珠子，然后用 PBS 配制成 50%浓度。

6. 每毫升总蛋白质中加入 100μL protein A 琼脂糖珠（50%），4℃摇晃 10min，以去除非特异性杂蛋白，降低背景。

7. 4℃ 12 000r/min 离心 15min，将上清转移到一个新的 EP 管中，去除 protein A 琼脂糖珠。

8. Bradford 法作蛋白质标准曲线，测定蛋白质浓度，测前将总蛋白质至少稀释 10 倍，以减少细胞裂解液中去垢剂的影响。

9. 用 PBS 将总蛋白质稀释到约 1μg/μL，以降低裂解液中去垢剂的浓度，如果兴趣蛋白在细胞中含量较低，则总蛋白质浓度应该稍高。

10. 加入一定体积的兔抗到 500μL 总蛋白质中，抗体的稀释比例因兴趣蛋白在不同细胞系中的多少而异。

11. 4℃缓慢摇动抗原抗体混合物过夜，激酶或磷酸酯酶活性分析建议用 2h 室温孵育。

12. 加入 100μL protein A 琼脂糖珠来捕捉抗原抗体复合物，4℃缓慢摇动抗原抗体混合物过夜或室温 1h。

13. 14 000r/min 瞬时离心 5s，收集琼脂糖珠子-抗原抗体复合物，去上清，用预冷的 RIPA 缓冲液洗 3 遍，800μL/遍，RIPA 缓冲液有时候会破坏琼脂糖珠-抗原抗体复合物内部的结合，可以使用 PBS。

14. 用 60μL 2×上样缓冲液将琼脂糖珠-抗原抗体复合物悬起，轻轻混匀，缓冲液的量依据上样多少的需要而定。

15. 将上样样品煮 5min，以游离抗原、抗体、琼脂糖珠，离心，将上清电泳，收集剩余琼脂糖珠，上清也可以暂时冻–20℃冰箱，留待以后电泳，电泳前应再次煮 5min 变性。

五、注 意 事 项

1. 细胞裂解液采用温和的裂解条件，不能破坏细胞内存在的所有蛋白质-蛋白质相互作用，多采用非离子变性剂。每种细胞的裂解条件是不一样的，常通过经验确定。不能用高浓度的变性剂，细胞裂解液中要加入各种酶抑制剂。

2. 使用明确的抗体，可以将几种抗体共同使用。

3. 使用对照抗体。

4. 确保共沉淀的蛋白质是由所加入的抗体沉淀得到的，而并非外源非特异蛋白质，单克隆抗体的使用有助于避免污染的发生。

5. 确保抗体的特异性，即在不表达抗原的细胞溶解物中添加抗体后不会引起共沉淀。

6. 确定蛋白质间的相互作用是发生在细胞中，而不是由于细胞的溶解才发生的，这需要通过蛋白质的定位来确定。

（马文康）

第三篇　创新实验

第五章　干细胞生物学概论

实验三十　小鼠胚胎干细胞的体外培养

一、实验目的

1. 了解干细胞的概念。

2. 掌握干细胞体外培养技术。

二、实验原理

什么是干细胞？从功能上说，干细胞被定义为具有复制能力和产生分化细胞能力的细胞。更准确地说，干细胞既能产生和其亲代细胞相同的子代细胞（自我复制），又能产生分化潜能有限的子代细胞（分化细胞）。

干细胞如何分类？按分化能力可分为全能干细胞、多能干细胞及单能干细胞。按发生来源可分为胚胎干细胞和成体干细胞。2006 年日本科学家山中伸弥利用病毒载体（Oct4、Sox2、Klf4 和 c-Myc）的组合转入分化的体细胞中，使其重编程而得到的类似胚胎干细胞的一种细胞类型，称为“诱导多能干细胞”（iPS 细胞）。

成体组织中的干细胞样细胞和全能型胚胎干（ES）细胞有区别吗？一个区别是 ES 细胞可以分化成为所有的细胞类型，而大多数从骨髓基质、脂肪、肌肉和神经组织中分离得到的成体干细胞只具有有限的分化潜能。不仅如此，多数成体干细胞在体外培养中存活时间要比 ES 细胞短暂。但是，要搞清楚二者所有的区别，只有在那些从事成体干细胞研究的科学家们设计完成了所有测试分化潜能和扩增潜能的实验之后才有可能。把任意一个完全分化的细胞核转移到去核细胞中，分化细胞核即发生重编程，从而产生一个 ES 细胞的核移植，说明了什么？尽管许多核移植实验都失败了，但那些成功实验表明，只要我们能够将正确的信号从细胞质发送给细胞核，任何细胞都可以变成干细胞。

是 ES 细胞还是成体干细胞更适用于医学治疗或组织工程？一些杰出的科学家已经给出了简单的答案，那就是：ES 细胞适用于一些项目，成体干细胞适用于另一些项目。随着时间的推移，似乎需要我们做更多的研究来明确这个问题。异体使用 ES 细胞，有致瘤和发生免疫反应的危险；成体干细胞没有显示明确的恶变倾向，有些种类的成体干细胞还可以获取足够的数量以应用于自体治疗。然而，没有一种干细胞可以非常理想地满足所有实际应用的需求。例如，通过采用巧妙地解决了伦理和技术难题的新方案，ES 细胞可能被证实是器官再生的理想选择；而对于修复由创伤、疾病和单纯老化造成的组织和器官损失来说，成体干细胞可能更合适。最近的实验研究不断提供证据，支持成体干细胞是组织自发修复系统组成部分的观点。

ES 细胞是从植入前的小鼠胚胎衍化而来的。此时的胚胎正值囊胚期，经历着哺乳动物胚胎发育过程中的首个分化步骤，即每个分裂球都开始组构形成 3 个差别明显的区域，每个区域包含有各不相同的细胞类型，它们是：外层的上皮细胞即滋养外胚层；内衬在囊胚腔并覆盖在内细胞团表面的细胞即原始内胚层；内细胞团（ICM）内的细胞即原始内胚层。ES 细胞起源于第三类细胞即原始内胚层，是胚胎中一群“转瞬即逝”的细胞。在胚胎进入下一分化步骤的一天之内，这群细胞就数量减半。从另一角度看，ES 细胞是一群具有自我复制能力，同时保有原始发育潜能的细胞。

1981 年 Evans 和 Kaufman 建立了小鼠 ES 细胞系。通过设置特殊的培养条件，阻断了细胞的分化程序并诱导它们进行自我复制。令人惊讶的是，一旦将细胞脱离开上述特殊培养条件并放置在促分化环境（体外或体内）中，它们又都显示出大量产生不同种类细胞的能力。

小鼠 ES 细胞的体外培养原则：促进 ES 细胞增殖的同时，维持其未分化状态。有饲养层（feeder layer）培养法：以小鼠成纤维细胞系（STO）或小鼠胚胎成纤维细胞（MEF）制备饲养层细胞单层，主要是利用其分泌的成纤维细胞生长因子（FGF）和抑制干细胞分化因子白血病抑制因子（LIF）共同作用，保持干细胞在体外克隆而不分化。无饲养层（feeder-free）培养法：在基础培养基中加入所需的生长因子和抑制分化因子。迄今为止，组织培养条件下维持全能性细胞的最佳实用方法仍然是采用成纤维细胞饲养层的培养方法。

ES 细胞培养基本上是原代培养，因此，必须采用可以维持其原代特性的组织培养条件，且不能改变培养条件。细胞密度过于稀少，或者细胞密度过大引起的培养基耗尽等极端培养条件，都会导致 ES 细胞丧失正常特性，从而出现非正常细胞。ES 细胞在健康培养时的倍增时间是 15～20h，因此，ES 细胞培养中需要每 3 天传代一次，并定期更换培养基。

三、实验试剂和器材

试剂（每小组配备）：DMEM/F12，谷氨酰胺，NEAA，核苷，KSOM-AA 特殊培养基（货号 MR-121D），已消毒无 Ca^{2+}、Mg^{2+}PBS 液 40mL，小鼠成纤维细胞系、小鼠胚胎成纤维细胞，丝裂霉素（PBS 配制成 2mg/mL 4℃储存 1 周），明胶，胰酶，ES 培养基（Ko-DMEM 货号 10829-018）。

器材：无菌室、CO_2 培养箱、超净工作台、离心机、电热恒温干燥箱、高压消毒锅、倒置显微镜、普通光学显微镜、普通冰箱等。

每小组（2 人）配备：25mL 培养瓶 4 个，培养瓶塞 8 个，吸管 20 支，巴氏吸管 10 个，吸管皮头 10 个，离心管、小培养皿、小烧杯（5mL、10mL）各 2 个，链霉素瓶 1 个，5mL 吸管 1 支，刻度盐水瓶（50mL）2 个，盐水瓶胶塞 6 个，注射器（5mL）1 支，眼科剪、眼科镊各 2 把，牛皮纸 3 张，棉绳、包布少许，塑料盆、塑料篓、方盆各 1 个，耐酸手套 2 副，试管刷、吸管刷各 2 个，口罩、工作帽各 2 件。

每张工作台配备：记号笔 1 支，酒精灯 2 盏，吸管架 1 个，盐水瓶架 3 个，100mL 烧杯（装废液）1 个，手术剪、镊子、小瓷盘各 1 个，封口胶，火柴，酒精棉球，pH 试纸（6.5～8.4），工作服。

每班配备：清洁液 4 桶，双蒸水下口瓶 4 个，蒸馏水下口瓶 4 个，125mL 烧杯（内盛 75%乙醇）2 个，大培养皿 3 个。

四、实验步骤

1. 饲养层单层制备

（1）MEF 或 STO 连成一片，经有丝分裂阻断剂（常用丝裂霉素）37℃作用 2～3h。

（2）弃含丝裂霉素培养液，PBS 洗 5 次。

（3）消化细胞，制备悬液（用生长培养基 DMEM/F12 重悬）种植至用 0.1%明胶包被的培养皿中，种植细胞数：MEF（7.5×10^4～7.5×10^5）/cm^2、STO 5×10^4/cm^2。

（4）培养至细胞连成一片没有间隙（中间可补加处理过的细胞），制备好的饲养单层置培养箱，5d 内使用。

观察：好的饲养层单层，细胞连成一片，无间隙，死亡细胞和杂细胞极少。MEF 和 STO 产生的抑制分化因子一部分分泌到培养液中，一部分锚定在细胞外基质上，无间隙的饲养层单层保证了胚胎干细胞都能与饲养层细胞接触而达到最佳效果。

2. 配制培养胚胎干细胞的条件培养基　含血清培养基：成分复杂，不利于整合到胚胎干细胞基因组中外源性基因功能的测定；可能含有一些未知的促进胚胎干细胞分化的因子；含有微量的血红蛋白和内毒素，干扰胚胎干细胞的生长。

无血清培养基无上述缺点，但细胞贴附力不如含血清培养基。

3. 胚胎干细胞传代　建议 2～3d 传代一次，过度生长的细胞会降低细胞的自然分化率。

（1）去除培养基。

（2）无 Ca^{2+}、Mg^{2+} PBS 洗涤 2～3 次。

（3）0.05%胰酶消化 3～5min。

（4）加入含血清的 ES 培养基终止消化。

（5）离心去除上清，用新鲜培养基重悬细胞。

（6）将细胞接种到 0.1% 明胶包被的组织培养皿。

4. 胚胎干细胞的分离方法

（1）小鼠胚胎发育停滞，6～12d 时可从子宫内冲洗出来，胚泡通常能看到明显的 ICM。

（2）用一个巴氏吸管吸出胚泡，并将其放入提前准备好的加入了 ES 细胞的完全培养基的饲养细胞中。

（3）孵育 4d，每天观察。

（4）当胚泡贴壁并开始蔓延生长时，可观察到明显生长的 ICM 细胞。

（5）用胰酶清洗，37℃消化。

（6）巴氏吸管吸满 ES 细胞培养基，当细胞变得疏松且还没有分散时，用培养基吹吸 ICM 区域，然后小心地将其吸起来。

（7）使其分散成单细胞和小的细胞团。在一个预培养的饲养盘培养基表面下或 ES 细胞培养基中将细胞吹出来。

（8）培养 7～10d，其间仔细观察，不需要每天补液，5d 后需要半换液。

五、注意事项

小鼠胚胎干细胞体外培养传代时，建议按 1∶10～1∶4 的比率传代。2～3d 传代一次，过度生长的细胞会降低细胞的自然分化率。

（马文康）

实验三十一　人类胚胎干细胞的衍化生成

一、实 验 目 的

1. 了解人类胚胎干细胞的衍化生成过程。

2. 掌握人类胚胎干细胞的复苏、维持培养和冻存技术。

二、实 验 原 理

人们对人类胚胎干细胞寄予了很高的期望，希望它们将来可以治疗疾病，并能通过它们增加对人类自身早期发育的了解。1981 年，有两个科研小组从小鼠囊胚中成功培养出了亚全能细胞系。这些被称为胚胎干细胞的细胞系一经建系，就展示出在保持发育潜能的同时具有几乎无限的增殖能力。1998 年人类 ES 细胞由 Thomson 等首次衍化成功，为我们提供了一个具有潜在临床应用前景的独特而新型的研究工具。

在特定的体外培养条件下，人胚胎干细胞（hES）可以无衰老地、不确定地增殖，还有能力分化为几乎全部组织特异的细胞谱系。这些属性使它们成为细胞替代疗法的魅力四射的候选者，也为在体外模拟人类胚胎发育提供了一个令人振奋的手段。除了发育生物学和细胞基础疗法外，ES 细胞模型可以广泛应用在药物发现和药物开发领域。对所有实验室来说，hES 细胞系的衍化生成不是一个标准化的、一成不变的工艺过程；其培养和操作在不同的实验室之间会有相当大的变化。

三、实验试剂和器材

试剂(每小组配备)：KSOM-AA 特殊培养基(货号 MR-121D)，已消毒无 Ca^{2+}、Mg^{2+}PBS 液 40mL，小鼠成纤维细胞系、小鼠胚胎成纤维细胞，丝裂霉素、明胶、胰酶、ES 培养基（Ko-DMEM 货号 10829-018）等。

器材：无菌室、CO_2 培养箱、超净工作台、离心机、电热恒温干燥箱、高压消毒锅、倒置显微镜、普通光学显微镜、普通冰箱等。

每小组（2 人）配备：25mL 培养瓶 4 个，培养瓶塞 8 个，吸管 20 支，吸管皮头 10 个，离心管、小培养皿、小烧杯（5mL、10mL）各 2 个，链霉素瓶 1 个，5mL 吸管 1 支，刻度盐水瓶（50mL）2 个，盐水瓶胶塞 6 个，注射器（5mL）1 支，眼科剪、眼科镊各 2 把，牛皮纸 3 张，棉绳、包布少许，塑料盆、塑料篓、方盆各 1 个，耐酸手套 2 副，试管刷、吸管刷各 2 个，口罩、工作帽各 2 件。

每张工作台配备：记号笔 1 支，酒精灯 2 盏，吸管架 1 个，盐水瓶架 3 个，100mL 烧杯（装废液）1 个，手术剪、镊子、小瓷盘各 1 个，封口胶，火柴，酒精棉球，pH 试纸（6.5～8.4），工作服。

四、实 验 步 骤

1. 制备饲养层　我们使用经由 γ 射线灭活的原代小鼠胚胎成纤维细胞（MEF）衍化和增殖 hES 细胞。MEF 取自交配日后 12.5d 的 ICR 孕鼠。解剖小鼠胚胎前，用 0.1%明胶铺被几个 10cm 的组织培养皿（每个 ICR 孕鼠需要 7～8 个培养皿）。用 5～7mL 明胶溶液铺底，培养箱孵育 20min。利用层流超净台显微镜，在盛有无菌 PBS 溶液的 Petri 培养皿中解剖鼠胚；将鼠胚转移到培养皿中，用无菌刀片切碎；每 10～14 个鼠胚加入 10mL 0.25%胰酶后收集到 50mL 离心管中；不断吹打使鼠胚碎块更加细小和均匀，直到看不见大块为止；将离心管放置在 37℃孵育 1min 后接着吹打 5～10 次；加入 40mL 预温的 MEF 培养基；室温离心 10min；吸出上清，用 MEF 培养基重悬组织碎块；接种密度为每皿 1 个鼠胚；每皿终体积为 10mL；细胞培养箱孵育直至原代 MEF 铺满（5～6d）。

2. γ 射线和接种　在 γ 射线照射前，复苏的 MEF 只能传代一次。将 MEF 胰酶化，然后用 γ 射线照射推荐的 MEF 培养基体积量重悬细胞。用 247.3rads/min 的剂量照射 25min。照射后，离心 5min。为确保得到铺满的细胞单层，以 50 000 个/cm^2 的细胞密度接种。

3. 分离内细胞团　将新鲜获取或冻存—复苏的人类胚胎在序贯培养基 G1.2 和 G2.2 中培养到囊胚阶段。使用改良后的 KSOM 培养基可获得相对较高的衍化率。首先，将囊胚放置在酸性 tyrodes 溶液（货号 MR004-D）中孵育 30～90s 以溶解透明带。溶解后取出胚胎，用新鲜配制的 hES 衍化培养基洗涤 3 次，然后使用同样的培养基在细胞培养箱孵育，直至用免疫溶解法分离 ICM。免疫溶解法包括如下几个阶段：

（1）将胚胎放置在兔抗人 RBC 抗体（货号 0183）中孵育 30min。

（2）洗掉胚胎表面残留抗体。

（3）将胚胎转移到用衍化培养基稀释的豚鼠血清补体（货号 S-1639）中孵育，直至出现明显的细胞裂解。

（4）利用嘴控吸管和毛细玻璃吸进、吹出胚胎，以轻柔地除去滋养外胚层细胞。

（5）将完整的 ICM 培养在铺被了明胶的 MEF 饲养层上。

（6）2d 后向培养皿内滴加 hES 衍化培养基。

（7）隔天半换液。

4. 分散内细胞团　内细胞团接种 6～10d 后，需要机械分散 ICM 外生物。使用尖利的毛细玻璃管将外生物切割成 2～3 块，进行原孔培养或移至新孔。首次分散应该保留部分原始克隆作为备份，移至新孔培养时尤其如此。此时，应专注于扩增 hES 细胞克隆的数量上，而不是冻存或者其他下游实验。在克隆稳定生长后，从培养基中撤出 FBS，通常需要每 5～6d 进行一次机械传代，但较大的克隆需要每天分散。

五、注 意 事 项

hES 细胞被许多人看成是一种新型的、取之不尽的细胞和组织来源，用于移植而治疗很多疾病。不仅如此，hES 细胞还代表着一个新型系统，适用于鉴定新的分子靶标和新药开发、在体外检测或使用新药，以预测或预知对人体潜在的毒性。最后，hES 还可以用来观察人类胚胎发生过程中所发生的事件，而这些事件出于道德原因，几乎不可能应用完整胚胎进行研究。

（洪　玮）

实验三十二　健康人体尿液中提取细胞分离、培养实验

一、实验目的

1. 掌握健康人尿液细胞的分离、培养实验技术。

2. 初步了解人尿液细胞重编程过程。

二、实验背景

2013 年 7 月 31 日消息报道，中国科学院广州生物医药与健康研究院的研究小组从人排出的尿液中提取细胞，将其诱导发育成干细胞。研究人员将由肝细胞培育成的牙样组织植入老鼠体内，这些细胞最终生出了牙髓、牙质、牙釉质及釉器。相较于胚胎干细胞，从尿液中提取干细胞的争议要小得多。因此，这项技术未来可能会被用来替换那些因蛀牙或年龄问题而脱落的牙齿。但是，该技术目前仅有 30%的成功率，并且由于尿液中蕴含的细胞有限，它们被转化成干细胞的效率很低。相比其他途径，这种方法产生细菌污染的风险也很大。

三、实验试剂和器材

试剂：200～400mL 健康人体新鲜尿液；双抗、胰酶、PBS（不含 Ca^{2+}、Mg^{2+}）、0.1% 明胶、双抗、UC 培养基、Primocin UC 培养基、胎牛血清、离心管、Primocin、GlutaMAX 等。

器材：无菌室、CO_2 培养箱、超净工作台、离心机、电热恒温干燥箱、高压消毒锅、倒置显微镜、普通光学显微镜、普通冰箱等。

每小组（2 人）配备：25mL 培养瓶 4 个，培养瓶塞 8 个，吸管 20 支，吸管皮头 10 个，离心管、小培养皿、小烧杯（5mL、10mL）各 2 个，链霉素瓶 1 个，5mL 吸管 1 支，刻度盐水瓶（50mL）2 个，盐水瓶胶塞 6 个，注射器（5mL）1 支，眼科剪、眼科镊各 2 把，牛皮纸 3 张，棉绳、包布少许，塑料盆、塑料篓、方盆各 1 个，耐酸手套 2 副，试管刷、吸管刷各 2 个，口罩、工作帽各 2 件。

每张工作台配备：记号笔 1 支，酒精灯 2 盏，吸管架 1 个，盐水瓶架 3 个，100mL 烧杯（装废液）1 个，手术剪、镊子、小瓷盘各 1 个，封口胶，火柴，酒精棉球，pH 试纸（6.5～8.4），工作服。

四、实验步骤

1. 尿液中细胞的分离

（1）准备无菌 250mL 离心瓶，加入 5mL 双抗。

（2）小心收集中段尿。留样者确认无传染性疾病、无尿道感染、无尿道炎症。

（3）明胶包被六孔板，置于细胞培养箱孵育 30min。

（4）将尿液倒入 50mL 离心管中，400*g* 离心 10min。

（5）弃上清，留底部液体约 5mL。

（6）加入含有双抗的 PBS 10～30mL，轻轻混匀洗涤。

（7）离心机 400*g* 离心 10min。

（8）弃上清，留约 1mL。重悬沉淀。

（9）把重悬液加入包被有明胶的 6 孔板中，加入 2mL UC 培养基，按 1000×加入 Primocin，置于培养箱中培养 3d。

（10）第三天用显微镜观察细胞，若污染及时处理；若看到贴壁细胞可直接加 Primocin UC 培养基。

（11）第 5～7d，弃上清，用 PBS 洗涤。加入 UC 培养基，视细胞生长情况添加或者更换培养基传代。

2. 尿液细胞的传代

（1）尿液细胞培养至细胞克隆比较大、中间部位细胞比较致密时需要传代。

（2）用明胶包被六孔板，预热 UC 培养基、胰酶。

（3）取出准备传代的细胞，将培养基吸出，加入 PBS 洗涤后，弃 PBS。加入胰酶后置于培养箱 2～5min，细胞呈扁圆形态后加入等体积 MEF 培养基终止消化，收集离心 200*g*，5min。

（4）弃上清，加入 UC 培养基，移到事先包被好的六孔板中，铺均匀，置于细胞培养箱培养。

（5）第二天观察细胞数量，及时换液。

（6）传代时，细胞生长至 80%～90%可传代，传代按以上步骤。传代比例一般为 1∶3 或 1∶4。

五、注 意 事 项

取样的过程中保持无菌操作，盖好尿样的盖子后可以用 75%乙醇擦拭。收集尿样后置于 4℃保存，每次收集样品量以 200～400mL 为佳。

（马文康）

实验三十三　诱导多能干细胞实验——小鼠 iPS 细胞系的建立

一、实 验 目 的

1. 了解如何获得小鼠 iPS 细胞。

2. 了解分离 iPS 克隆、建立细胞系的实验方法。

二、实 验 原 理

通过导入与多能性相关的几种外源性基因可以将体细胞重编程为诱导多能干细胞（induced pluripotent stem cell，iPS cell），其中，Oct3/4、Sox2、Klf4 和 c-Myc 是最为经典的重编程因子组合，它们可以实现小鼠、人、猴及犬的体细胞重编程。这些因子均具有转录活性，不仅可以调节自身的表达水平，而且 Oct3/4、Sox2、Klf4 还可以联合起来调节许多胚胎干细胞特异性的基因，c-Myc 与重编程的诸多方面都息息相关，但确切的功能至今仍不明确，c-Myc 自身过表达也可以将小鼠胚胎成纤维细胞（MEF）的基因表达谱向多能细胞转变。据报道，其他因子组合也可以用于产生人的 iPS 细胞。

小鼠至少需要 1 周，而人 iPS 细胞的诱导则需要两周以上。可是，ES 细胞融合所致的重编程发生非常迅速，2d 内即可观察到体细胞核内内源性 Oct3/4 启动子的激活。总体来说，转入 iPS 细胞中的基因的确需要在载体转导之后的几天才可以表达，其 iPS 细胞重编程比细胞融合需要花费更长的时间。

最初 iPS 细胞的建立是通过莫罗尼白血病病毒为基础的逆转录病毒载体实现转基因的运输。逆转录病毒可以稳定感染小鼠成纤维细胞，并借助逆转录酶将它的 RNA 基因组介导入宿主的基因组中。因此，iPS 细胞基因组内整合了大量的转基因，从而实现持续表达。人们发现，无论是在 ES 细胞还是在 iPS 细胞中，逆转录病毒启动子区域会发生 DNA 甲基化而失活，因此，在重编程过程中逆转录病毒所介导的转基因的表达逐渐被抑制，当变成真正的 iPS 细胞时则完全被沉默。重编程因子中的原癌基因 c-Myc，它的再度激活有可能导致转基因源性的肿瘤形成。为制备安全的 iPS 细胞，转导的方法逐步得以改进。其中在 iPS 诱导时去掉 c-Myc 转基因是一种重要的方式。仅利用 Oct3/4、Sox2、Klf4 就可以将人和小鼠的成纤维细胞重编程为 iPS 细胞，可是重编程的效率会显著降低。

iPS 细胞最初从原代培养的小鼠成纤维细胞中建立。由于 iPS 细胞诱导的效率非常低。Miura 等比较了 MEF、鼠尾尖成纤维细胞和肝细胞来源的小鼠 iPS 细胞的分化潜能和安全性，在体外直接分化的条件下，MEF 源性的 iPS 细胞所形成的分化细胞很少含有未分化细胞，而鼠尾尖成纤维细胞源性的 iPS 细胞所形成的分化细胞中未分化细胞占比高（超过 20%）。本实验用小鼠 MEF 源性细胞构建小鼠 iPS 细胞。

三、实验试剂和器材

材料：293T 包装细胞系（用于病毒包装）、Plat-E 包装细胞系（用于产生逆转录病毒）、OG2（Oct4-GFP）、硝酸纤维素膜等。

试剂：PBS（不含 Ca^{2+}、Mg^{2+}）、0.1%明胶、双抗、DMEM 高糖培养基、DMEM/F12 培养基、胎牛血清、离心管、Primocin、GlutaMAX、MEM NEAA、UC 培养基等。

器材：无菌室、CO_2 培养箱、超净工作台、离心机、电热恒温干燥箱、高压消毒锅、倒置显微镜、普通光学显微镜、普通冰箱等。

每小组（2 人）配备：25mL 培养瓶 4 个，培养瓶塞 8 个，吸管 20 支，吸管皮头 10 个，离心管、小培养皿、小烧杯（5mL、10mL）各 2 个，链霉素瓶 1 个，5mL 吸管 1 支，刻度盐水瓶（50mL）2 个，盐水瓶胶塞 6 个，注射器（5mL）1 支，眼科剪、眼科镊各 2 把，牛皮纸 3 张，棉绳、包布少许，塑料盆、塑料篓、方盆各 1 个，耐酸手套 2 副，试管刷、吸管刷各 2 个，口罩、工作帽各 2 件。

每张工作台配备：记号笔 1 支，酒精灯 2 盏，吸管架 1 个，盐水瓶架 3 个，100mL 烧杯（装废液）1 个，手术剪、镊子、小瓷盘各 1 个，封口胶，火柴，酒精棉球，pH 试纸（6.5～8.4），工作服。

四、实 验 步 骤

1. 选择重编程因子　本次实验使用 Oct4、Sox2、Klf4 三因子编程（图 3-5-1）。

2. 选择运送方式　本次选用逆转录病毒感染的技术运送 Oct4、Sox2、Klf4。逆转录病毒又称为反转录病毒，属于 RNA 病毒中的一类，遗传信息储存在 RNA 上，病毒核心包含逆转录酶和整合酶。

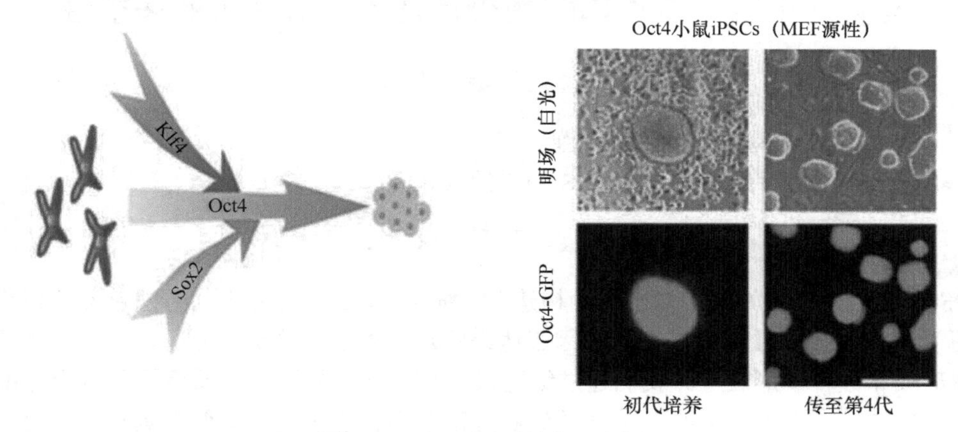

图 3-5-1　三因子重编程示意图

逆转录病毒进入宿主细胞后，RNA 经逆转录酶合成双链 DNA，双链 DNA 被整合酶整合至宿主细胞染色体 DNA 上，建立终生感染并可随宿主细胞分裂传递给子代细胞。

逆转录病毒的 DNA 基因整合在宿主染色体上的位点是随机的。

3. 选择 293T、Plat-E 包装细胞系　Plat-E 包装细胞系（Platinum-E）是一种来源于人胚肾（human embryonic kidney，HEK）的 293 细胞系，主要用于快速、短暂地产生高滴度逆转录病毒（gag，pol，env）；由 Plat-E 包装细胞系产生的病毒表达一种单嗜性的被膜，因而只能感染小鼠和大鼠细胞。转染 Plat-E 后可收集病毒颗粒。

4. 磷酸钙转染——磷酸钙沉淀法　将 DNA 和 $CaCl_2$ 混合，然后加入到磷酸盐缓冲液中慢慢形成 DNA 磷酸钙沉淀，最后把含有沉淀的混悬液加到培养的细胞上，通过细胞膜的内吞作用摄入 DNA。

（1）准备阶段：转染前一天将 Plat-E 包装细胞系接种到 6 孔板或 100mm 皿上，密度为每孔（6 孔板）1.0×10^6～1.2×10^6 或 7.5×10^6/100mm 皿。

（2）转染细胞：转染前观察前一天接种的细胞，密度为 75%～80%时即可转染。转染前 1～2h 换液：6 孔板每孔加 1.5mL 培养液，100mm 皿加 7.5mL 培养液。

（3）转染 10～14h 后更换新鲜培养基，转染 48h 后收集病毒上清，用 0.45μm 硝酸纤维素膜过滤后用于细胞感染实验。

5. 小鼠胚胎成纤维细胞（MEF）的培养，细胞培养通用于 293T 和 Plat-E 包装细胞系的培养。

6. 将培养好的 MEF 感染 Oct4、Sox2、Klf4。以 12 孔板为例，每孔 0.5mL 病毒、0.5mL MEF 培养基、聚凝胺（终浓度：2～8μg/mL）。

五、注意事项

重编程细胞构建完成后，需进行 iPS 细胞克隆鉴定和单细胞测序进行鉴别和筛选。

（洪　玮）

实验三十四　碱性磷酸酶染色法检测 iPS 细胞多能性

一、实验目的

1. 了解如何筛选诱导产生的干细胞。

2. 掌握碱性磷酸酶染色法检测 iPS 细胞的操作。

二、实验原理

iPS 细胞构建后，如何得知已成功构建 iPS 细胞？iPS 克隆鉴定的方法包括观察细胞形态（图 3-5-2）、多能性标志基因、基因表达谱鉴定、表观遗传状态分析、细胞核型检测、畸胎瘤形成和嵌合体形成等。我们通过细胞形态来评价 iPS 细胞的质量，但这个标准并不能用于评估 iPS 细胞的多能性。Oct4 或者碱性磷酸酶染色表明，即便在具有“完美”形态的集落中，某一标志物也仅仅在集落边缘的细胞中出现。因此，有必要定期对细胞多能性标志物的表达进行分析。

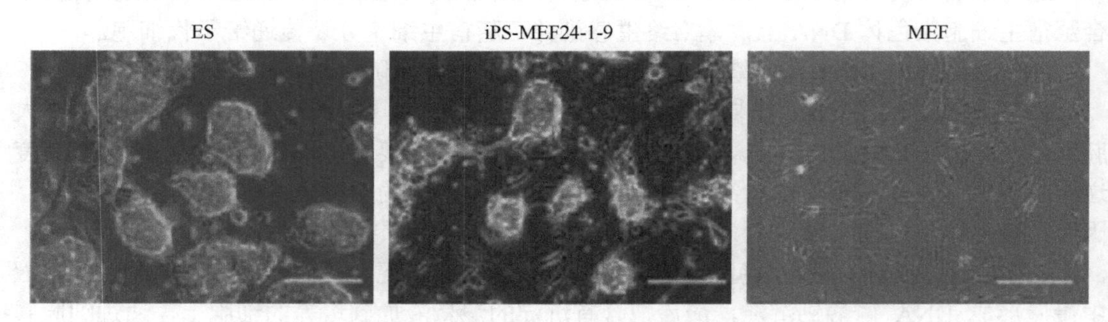

图 3-5-2　细胞形态观察法鉴定 iPS 细胞

通常我们利用荧光定量 PCR 技术检测干细胞和体细胞的差异表达基因来进行区分，可通过药物筛选的方法选择性杀死不表达干细胞特异基因的细胞；选择性保留表达干细胞特异基因的细胞。例如，β-GEO 融合了 β-半乳糖苷酶和新霉素抗性基因，β-半乳糖苷酶能催化 X-gal 产生蓝色产物，用于监测基因的表达；新霉素抗性基因编码新霉素磷酸转移酶，催化 G418 磷酸化，使其失去活性，G418 是一种氨基糖苷类抗生素，一定浓度的 G418 可杀死不表达新霉素抗性基因的细胞。其不足在于某些 iPS 细胞特异性筛选标记基因（*Fbxl5*）在形态、增殖能力、成瘤性等方面与胚胎干细胞相似。利用分化检测的方法则因病毒感染，*Klf4*、*c-Myc* 等致癌基因插入基因组有致瘤风险，对 iPS 细胞医用相关的安全因素带来一定影响。

碱性磷酸酶染色法相对较为安全，其原理是未分化的胚胎干细胞和 iPS 细胞高水平表达碱性磷酸酶（AP）。当使用碱性磷酸酶（AP）染色试剂盒对固定的胚胎干细胞或 iPS 细胞染色时，未分化的细胞呈红色或紫色，而分化的细胞呈无色。由于碱性磷酸酶检测无须特殊的设备，因此碱性磷酸酶染色法是最快和最简单的体外鉴定 iPS 的方法。

三、实验试剂和器材

材料：诱导过的 iPS 细胞。

试剂：磷酸酶染色法检测试剂盒、PBS、4%多聚甲醛等。

四、实验步骤

1. 诱导过的 iPS 细胞培养皿用 PBS 洗涤 1 次。

2. 细胞培养皿中加入 4%多聚甲醛 4mL 室温固定 2～10min。

3. 去除多聚甲醛后，用 PBS 洗涤两次。

4. 加入磷酸酶染色法检测试剂盒中的 BCIP/NBT 染色工作液，室温避光孵育 10～30min（克隆缓慢染色）。

5. 吸走染色工作液，PBS 洗涤两次，最后加入 5mL PBS，显微镜下观察并计算显色的 iPS 细胞克隆。

（马文康）

第六章　发育生物学实验

实验三十五　斑马鱼胚胎红细胞活体染色

一、实验目的

1. 掌握斑马鱼胚胎红细胞活体染色的原理。

2. 掌握斑马鱼胚胎红细胞活体染色的基本方法。

二、实验原理

本实验采用的染色剂是联甲氧基苯胺（O-dianisidine），血红蛋白能够催化过氧化氢对O-dianisidine的氧化作用，活体胚胎与含有O-dianisidine和过氧化氢的溶液孵育后，能在红细胞内产生大量的红色沉淀。因此，O-dianisidine能够特异性地标记红细胞。

三、实验试剂和器材

1. 试剂

（1）O-dianisidine溶液：将100mg O-dianisidine粉末溶于70mL无水乙醇中，该溶液对光敏感，应 4℃避光保存。当溶液变成黄褐色时仍可使用，如溶液产生大量沉淀，应停止使用。

（2）0.1mol/L乙酸钠溶液：将醋酸钠粉末1.361g溶于100mL超纯水中，调节pH至4.5。

（3）30%过氧化氢：30mL过氧化氢溶于超纯水中，定容至100mL。

（4）4%多聚甲醛：称取多聚甲醛4g，溶于100mL PBS缓冲液中，搅拌至完全溶解，4℃保存。

（5）50mg/mL链霉蛋白酶E（pronase）：称取5g链霉蛋白酶E，溶于100mL PBS缓冲液中，搅拌至完全溶解后，分装并–20℃保存。

2. 器材　24孔板、体视镜。

四、实验步骤

1. 准备好如下溶液并混匀，O-dianisidine 溶液2mL；0.1mol/L乙酸钠溶液0.5mL；超纯水2mL；30%过氧化氢0.1mL。

2. 取10只斑马鱼胚胎置于24孔细胞培养皿中，吸去所有培养液。加入足量的链霉蛋白酶E至完全覆盖胚胎，处理3min后便可将卵膜脱去。

3. 将上述胚胎用PBS缓冲液小心冲洗两次。

4. 充分去除PBS缓冲液后，加入第一步混合的溶液500μL，将24孔板用锡箔纸包裹，室温下避光染色15～45min。

5. 染色结束后，将染色液吸出，用去离子水漂洗3遍。

6. 用4%多聚甲醛室温固定1h。

7. 甘油封闭后，用体视镜观察并拍照记录。

五、实验结果

用体视镜观察并拍照记录染色结果。

六、注意事项

1. 实验步骤 2 中，利用链霉蛋白酶 E 处理胚胎的时候不宜过长，否则胚胎容易破碎。
2. 实验步骤 4 中，胚胎染色期间可以用体视镜观察，直至染色效果达到最佳即可。

（洪　玮）

实验三十六　斑马鱼软骨染色观察

一、实验目的

1. 掌握阿尔辛蓝进行软骨染色的原理。
2. 掌握斑马鱼软骨染色的操作。

二、实验原理

阿尔辛蓝（alcian blue，AB）染色技术在发育生物学中广泛应用于胚胎软骨的染色，它是一种阳离子染料，阿尔辛蓝显蓝色是由于在其分子中存在铜原子。在软骨细胞外基质中，存在大量的由蛋白聚糖和糖蛋白组成的胶原和弹力蛋白。糖蛋白通常与糖胺聚糖相结合，糖胺聚糖含有亲水的羧基以及带负电的硫酸根。在酸性环境中（pH≤2.2），阿尔辛蓝能特异地与斑马鱼软骨中的糖胺聚糖相结合，将其染成蓝色。

三、实验试剂和器材

1. 试剂

（1）4%多聚甲醛溶液（PFA）：量取 4mL 多聚甲醛，加入 PBS 缓冲液至 100mL。
（2）PBS 缓冲液（PBT）：量取 1mL Tween-20，用 PBS 缓冲液定容至 1000mL。
（3）阿尔辛蓝溶液：向 70mL 乙醇中加入 1mL 盐酸，用双蒸水定容至 100mL，称取阿尔辛蓝 0.1g，溶于上述溶液中。
（4）盐酸-乙醇溶液：向 70mL 乙醇中加入 5mL 盐酸，用双蒸水定容至 100mL。

2. 器材　塑料巴斯德管、转移脱色摇床、冰箱、含照相系统的体视镜。

四、实验步骤

1. 固定　取受精 5d 之后的斑马鱼胚胎于 1.5mL 离心管，用 4% PFA 室温固定过夜之后，在 100%甲醇中−20℃下保存。
2. 用含有 0.1% Tween-20 的 PBT 洗胚胎 3 次。
3. 脱色　用含有 30%过氧化氢的 PBS 缓冲液处理胚胎 2h，或直至胚胎眼睛透明。
4. 用 1mL PBT 溶液冲洗胚胎 2 次，彻底去除溶液后，用阿尔辛蓝溶液染色过夜。
5. 用 1mL 盐酸-乙醇溶液冲洗胚胎 3 次。
6. 将胚胎放入 1mL 盐酸-乙醇溶液中处理 20min。

7. 再水化　将胚胎依次放入 1mL 的如下试剂中，每种试剂处理 10min。

（1）75%/25% HCl-EtOH/H_2O。

（2）50%/50% HCl-EtOH/H_2O。

（3）25%/75% HCl-EtOH/H_2O。

（4）100% H_2O。

8. 保存与拍照　样品保存在 50%甘油/50% PBS 溶液中或保存在 70%甘油中，在此保存液中利用体视镜和成像系统拍照并统计。

五、注 意 事 项

1. 所有换液的步骤均利用标有试剂名称的塑料巴斯德管吸取溶液。

2. 胚胎在处理、换液、转移的时候应小心，防止因操作而造成损伤。胚胎容易粘在塑料巴斯德管的管壁上，利用塑料巴斯德管吸取和释放溶液的时候应缓慢操作。

（付　欣）

实验三十七　斑马鱼囊胚中期转换前后胰岛素蛋白的表达差异

一、实 验 目 的

1. 掌握斑马鱼胚胎发育过程中，囊胚中期转换的概念。

2. 掌握收取斑马鱼胚胎总蛋白的方法。

3. 熟悉蛋白印迹的实验技术。

二、实 验 原 理

囊胚中期转换（mid-blastula transition，MBT）是在胚胎发育过程中的一个重要过程。这一现象最初是从非洲爪蛙（*Xenopus laevis*）的研究中发现的，随着胚胎中细胞的不断分裂，细胞的核质比不断增加，当增加到一定阈值时，便出现了囊胚中期转换。从这个时期开始表达的基因将在后续的原肠胚形成及体节形成过程中起至关重要的作用。在 MBT 之前，胚胎仅翻译母源 mRNA，细胞的分裂同时发生。在 MBT 之后，胚胎开始转录自身的 mRNA，细胞的分裂也不再同时发生。

三、实验试剂和器材

1. 100mmol/L PMSF　向 1mL 异丙醇中加入 17.4mg PMSF，溶解后，分装于 1.5mL 离心管中，–20℃保存。

2. 裂解液　10mL 裂解液的配制成分如下：1mol/L Tris-HCl（pH 6.8），0.63mL；甘油，1mL；β-巯基乙醇，0.5mL；20% SDS，1.75mL；双蒸水，6.12mL。

3. 其他内容　见基础实验技术“蛋白质印迹分析”部分。

四、实 验 步 骤

1. 将含有 10 只斑马鱼胚胎的 1mL PBS 缓冲液转入 1.5mL EP 管中，用 200μL 黄色 Tip

头吹打 5 次，破裂卵黄。

2. 800r/min 离心 2min，去掉上清（含卵黄）。

3. 加入 100μL 冰上预冷的裂解液和 1μL PMSF 溶液中。用匀浆棒将胚胎捣碎后，沸水浴 10min。

4. 4℃，12 000r/min，离心 10min，小心转移上清到另一 EP 管中，此上清即处理后的胚胎蛋白样品，保存于−80℃。

5. 其他内容见基础实验技术“蛋白质印迹分析”部分。

五、注 意 事 项

1. PMSF 是丝氨酸蛋白酶的不可逆抑制剂，有剧毒，严重损害呼吸道黏膜、眼睛及皮肤，吸入、吞进或通过皮肤吸收后有致命危险。为了安全和健康，请穿实验服并戴一次性手套操作。一旦眼睛或皮肤接触了 PMSF，应立即用大量水冲洗。

2. 用匀浆棒处理胚胎时，应尽量捣碎。

（周问渠）

第七章　实验动物学

实验三十八　小鼠学习及记忆检测的行为学实验：水迷宫

一、实 验 目 的

1. 了解水迷宫实验的原理。

2. 掌握水迷宫实验的操作。

3. 掌握水迷宫实验结果的分析及评价方法。

二、实 验 原 理

本章节内容除实验四十三外均以 C57BL16 小鼠为例阐述。

鼠是天生的游泳健将，但是它们却厌恶处于水中的状态，同时游泳对于鼠来说是十分消耗体力的活动，他们会本能地寻找水中的休息场所。寻找休息场所的行为涉及一个复杂的记忆过程，包括收集与空间定位有关的视觉信息，再对这些信息进行处理、整理、记忆、加固然后再取出，目的是能成功地航行并且找到隐藏在水中的平台，最终从水中逃脱。

通过观察并记录鼠学会在水内游泳并找到藏在水下逃避平台所需的时间、采用的策略和它们的游泳轨迹，分析和推断动物的学习、记忆和空间认知等方面的能力。水迷宫实验能比较客观地衡量动物空间记忆、工作记忆及空间辨别能力的改变。

三、实验试剂和器材

实验材料：大鼠或小鼠 8～12 只，本节实验以黑色毛发的 C57BL16 小鼠为例。

实验室环境：为保证水迷宫参照线索的摆放空间，实验室空间要足够大；实验室照明应为 100～600lx 的散射照明，可在四周墙壁使用壁灯，或使用天花板的散射光源；实验室温度应控制在 20～23℃；此外，为不影响实验鼠的学习记忆过程，实验室需保持安静，必要时可使用白噪声发生器。

设备与器材：水迷宫水池，为防止实验鼠的注意力被实验人员吸引，水池外应装好遮挡帘；平台（白色动物选用黑色平台，黑色动物选用白色平台，直径 10cm）；不同颜色与形状（圆形、三角形、正方形和菱形等）的参照线索；无毒的可食用白色染料；引导、放置实验鼠的捞勺；计时器；加热垫或干毛巾等。实验人员应穿实验服。

录像采集与分析软件：电脑；摄像头；实验动物轨迹追踪系统，如 Noldus、Smart，或者系统自带追踪软件。

四、实 验 步 骤

1. 实验前准备阶段

（1）为降低实验人员给小鼠带来的应激反应，实验人员应提前 1 周把玩小鼠。小鼠的把玩时间为每天 5～10min。

（2）实验环境的装配（图 3-7-1）：实验前，水迷宫水池内注入一定量的水，设置好软件与摄像头，保证采集到清晰可辨的小鼠图像。用软件将水迷宫分为四个象限（图 3-7-2）。

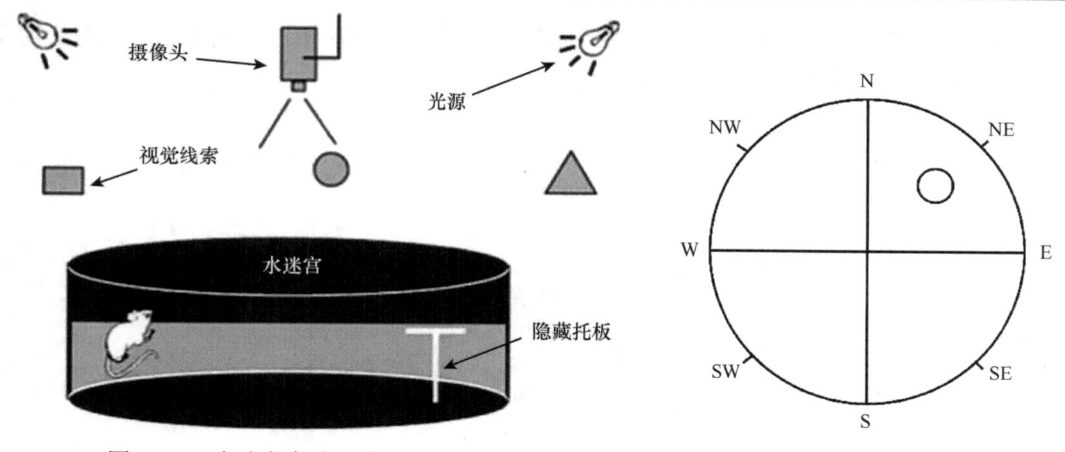

图 3-7-1　水迷宫实验环境与设置示意图　　图 3-7-2　水迷宫象限分布图

象限点 N、W、S、E 将水迷宫分为 4 个象限，平台所在象限即为目标象限（图 3-7-2 中示意的目标象限为 N-E 象限）。另外还有四个象限中间的点 NE、SE、SW、NW，在后面的实验中可作为小鼠投放位点。

2. 开始实验　水迷宫实验分为三个阶段，可见平台训练阶段、隐藏平台训练阶段和探索测试阶段。我们将分开阐述。

（1）可见平台训练阶段（第 1 天）。为了使小鼠尽快适应游泳环境，我们需要进行可见平台的训练。平台高度高于水面 1cm，同时可在平台上插上显眼的红色棋子，帮助小鼠快速进行定位。将小鼠头部面向水池壁，从平台所在象限的对侧放入水池，90s 内小鼠会爬上平台（若小鼠未爬上平台，实验人员将小鼠用捞勺引导至平台），并在平台上休息 30s。

该阶段小鼠一共进行 5 次训练，平台放置位置为四个象限中心和水池中心（平台在水池中心时，选一个固定的位置投放小鼠）。两次训练的时间间隔为 15s。追踪软件记录小鼠的运动轨迹和逃脱潜伏期等指标。训练结束后将小鼠放置在加热垫上恢复体温，或者用干毛巾将小鼠擦干。

（2）隐藏平台训练阶段（第 2～5 天）。该阶段为小鼠学习阶段。首先，需要用白色染料将水池内的水染成白色，并在水池外或者水池壁上布置好参照线索。

确定好目标象限后，将白色平台置于目标象限中心的液面下 1cm。以 N-E 的目标象限为例，小鼠分别从 SE、S、W、NW 四个象限点投放，头部面向水池壁。小鼠在水池内自由探索，90s 内小鼠成功爬上平台，让小鼠在平台休息 30s。若超过 90s 仍未爬上平台，需实验人员用捞勺引导小鼠爬上平台。

小鼠 4 次训练之间的时间间隔为 15s。追踪软件记录小鼠的运动轨迹和潜伏期等指标。4 次训练结束后，将小鼠放置在加热垫上恢复体温，或者用干毛巾将小鼠擦干。该阶段需要小鼠连续训练 4 天，每天投放位置的顺序不同，随机打乱。若最后一天小鼠平均潜伏期仍高于 30s，可适当增加训练天数。

（3）探索测试阶段（第 6 天）。该阶段为小鼠空间记忆的检测阶段。将平台从水池内移除，然后从目标象限的最远端投放小鼠，以 N-E 的目标象限为例，将小鼠从 SW 象限点投放，头部面向水池壁。小鼠在水池内自由探索 90s。追踪软件记录小鼠的运动轨迹和潜伏期等指标。训练结束后将小鼠放置在加热垫上恢复体温，或者用干毛巾将小鼠擦干。

3. 结果分析 使用实验动物轨迹追踪系统导出小鼠的运动轨迹（图 3-7-3）、潜伏期及目标象限探索时间等各项指标。简介如下：

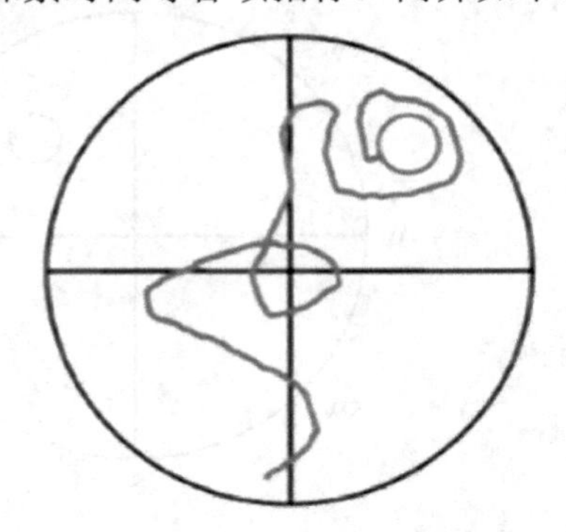
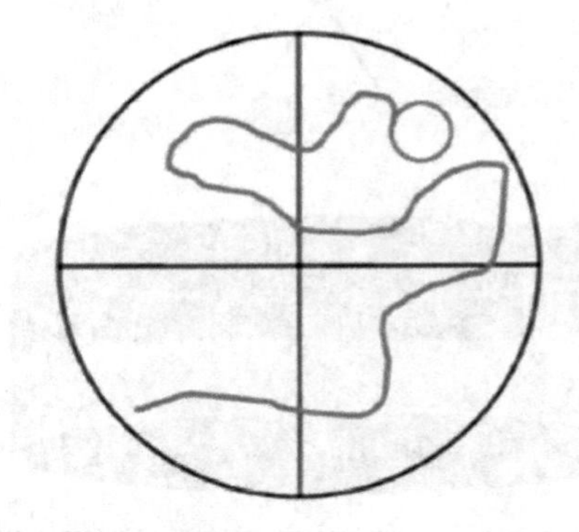

图 3-7-3 水迷宫实验小鼠运动轨迹图

潜伏期：小鼠在隐藏平台训练过程中，由于对空间环境中的线索的学习，找到平台的潜伏期会随着训练次数的增加而变短。而在探索测试阶段，由于平台被移除，那么潜伏期就成了第一次到达平台的时间。

目标象限探索时间：最后一天的探索测试中，小鼠在目标象限的探索时间是评价小鼠空间记忆能力的重要指标。小鼠的空间记忆能力越强，其在目标象限的探索时间相较于其他 3 个象限会越高。

穿越平台次数：由于在探索测试过程中，平台被移除，小鼠会一直探索。那么小鼠会不止 1 次穿过平台区域。同样地，穿越平台次数也可以反映小鼠的空间记忆能力。

运动速度：反映的是小鼠的运动能力。正常的运动能力是小鼠水迷宫实验进行的前提。

五、实 验 报 告

1. 整理小鼠水迷宫实验的具体步骤。

2. 总结并预测不同学习、记忆能力的小鼠可能出现的实验结果。

3. 分析讨论 若在可见平台训练阶段，小鼠不能及时准确地爬上平台，请根据所学知识对可能的原因进行解释分析。

六、注 意 事 项

1. 基于小鼠的昼夜节律特点，应尽量避开早上进行实验，最好的实验时间应为下午 2 点之后。

2. 每次实验前应将实验小鼠提前 0.5h 放到行为实验室内熟悉环境。

3. 为保证水池内平台的隐藏效果，水池内的染料需选用不易沉淀的产品。

4. 实验过程中尽量保持温度稳定，过低或过高都会影响小鼠的状态。

5. 因小鼠个体差异，当出现小鼠溺水或漂浮不动的情况，应及时放弃该小鼠后续的训练，擦干后放回原笼。

（孙向东）

实验三十九　小鼠高架十字迷宫行为学检测

一、实验目的

掌握高架十字迷宫检测方法。

二、实验原理

高架十字迷宫（elevated plus maze，EPM）法是一种广泛用于啮齿动物的行为测定法，已被证实可评估药物和类固醇激素的抗焦虑治疗效果，并确定与焦虑相关行为的大脑区域和机制。高架十字迷宫，有四个臂（一对开臂，一对闭臂），排列成一个“十”字。啮齿类动物由于嗜暗性会倾向于在闭臂中活动，但出于好奇心和探究性又会在开臂中活动，在面对新奇刺激时，动物同时产生探究的冲动与恐惧，这就造成了探究与回避的冲突行为，从而产生焦虑心理。十字迷宫距离地面较高，相当于人站在峭壁上，使实验对象产生恐惧和不安心理。通过计算开臂和闭臂的时间比率来评估啮齿动物的焦虑行为。开臂活动[持续时间和（或）次数]的增加反映了抗焦虑水平升高。

三、实验试剂和器材

高架设备（图 3-7-4）：高架十字迷宫由中密度纤维板制成，表面为哑光白色亚克力，由四个臂（一对开臂，一对闭臂）组成，长 30cm，宽 5cm，闭臂两边由 15cm 高的墙壁包围。迷宫的开臂上增加了 3～5mm 高的栏杆，成功地增加了开放臂的安全性。迷宫被抬高到离底座 50cm 的地方，底座由一个白色塑料平台组成。

带有计算机接口和摄像机的视频跟踪系统：视频跟踪系统如 Ethovision XT 14.0 software（Noldus），用于自动收集行为数据。

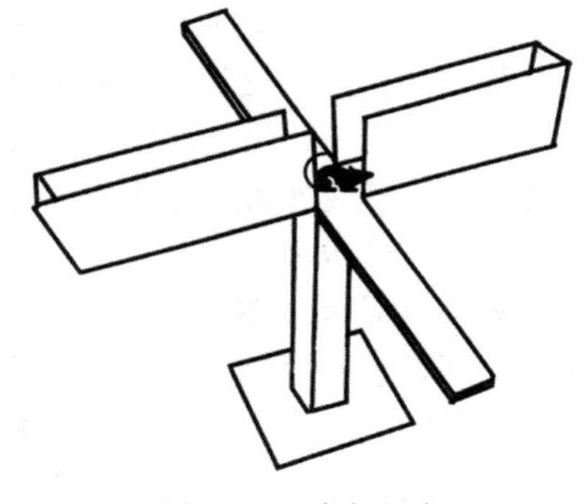

图 3-7-4　高架设备

测试环境：高架十字迷宫应位于单独的房间，房间有 6 个 32 W 的荧光顶灯照明，在房间内产生一致的照明（每个 2800lm）。高架十字迷宫被放置在靠近房间中心的地面上，并且开臂和闭臂应具有相似的照明水平。

实验动物：待测小鼠。

四、实验步骤

1. 实验前需要抚摸小鼠 3d，每天 5min 左右。

2. 确保迷宫在使用前经过清洁和干燥，并且视频跟踪系统已准备就绪。在测试前，填写好小鼠编号、组别、日期等信息。

3. 把待测试的小鼠带进行为测试室，提前适应新环境（至少 1h），避免产生其他压力源。

4. 将小鼠从笼子里拿出来，放在开臂和闭臂的交界处（中心区域）、面对实验者所在位置对面的开臂。需确保全程以一致的方式处理，并将每只小鼠放在高架十字迷宫的相同位置。

5. 把小鼠放入迷宫时，应立即启动视频跟踪系统。不建议在将小鼠放入迷宫之前启动视频跟踪系统，以便持续记录每只小鼠的行为 5min。

6. 视频跟踪系统将自动记录小鼠在开臂和闭臂上的次数，以及在开臂和闭臂上的累计持续时间。观察者应保持安静，并且避免不必要的移动和制造噪声。

7. 测试结束后，将小鼠从迷宫中取出并放回笼里，并转移到房外。

8. 在下一只小鼠进行测试之前，用 75%乙醇清洁高架十字迷宫并用纸巾擦干。

9. 数据分析 用方差分析开臂时间、闭臂时间、进入开臂次数、进入闭臂次数和穿过中心区域次数。可以计算和分析开臂或闭臂次数/时间与总臂次数/时间的比率。

五、注 意 事 项

1. 因为“经验”可以改变小鼠对应激源暴露和（或）行为测试的行为反应，所以实验动物在测试前在行为测试设施的运输笼中度过短暂的、一致的时间或者在测试前留在它们原先的饲养笼中是必要的。事实上，行为学行为分析的一个基本原则是确保实验动物在行为分析之前有相似的经历和一致的治疗。

2. 避免测试动物所处的光周期阶段/时间段不一致，以减少行为分析中由此产生的潜在混杂效应。

3. 测试前对动物的处理（以前的处理、压力或注射经验）可以改变小鼠在高架十字迷宫的行为反应。因此应确保在测试高架十字迷宫时，对小鼠的处理以及对先前压力源的任何体验，尤其是在测试前，在各组之间是一致的。

4. 一般情况下，小鼠在开臂探索时跌落的概率只有不到 1%，当这种情况发生时，实验者必须迅速将小鼠抱起来，放回迷宫的开臂上。该行为必须记录在数据表中，并在分析行为数据时予以考虑。

5. 如果小鼠在高架十字迷宫的开臂上时有噪声出现或实验者出现走动，小鼠可能会在迷宫的开臂上长时间不动，甚至在大多数测试时间都是如此。当在开臂上消耗的时间超过总测试时间的 30%时，即超过 100s，实验者必须把此类情况记录下来，并在分析行为时予以考虑。如果发生大的噪声或其他干扰，应排除该数据。为了避免小鼠在迷宫中出现更多的不动状态，实验者发出的噪声和移动必须保持在最低限度。应在测试室外面悬挂标志，通知其他人测试正在进行中，以便将噪声和干扰保持在最低水平。

（孙向东）

实验四十 小鼠强迫游泳行为学测试

一、实 验 目 的

掌握强迫游泳测试检测方法。

二、实 验 原 理

强迫游泳测试（forced swim test，FST）是一种啮齿动物的行为测试，用于评估抗抑郁药物、新药物的抗抑郁疗效，以及旨在呈现或预防类似抑郁状态的实验操作（图 3-7-5）。

小鼠被放置在一个无法逃脱的透明水箱中，里面充满了水，测量它们逃跑相关的运动行为。

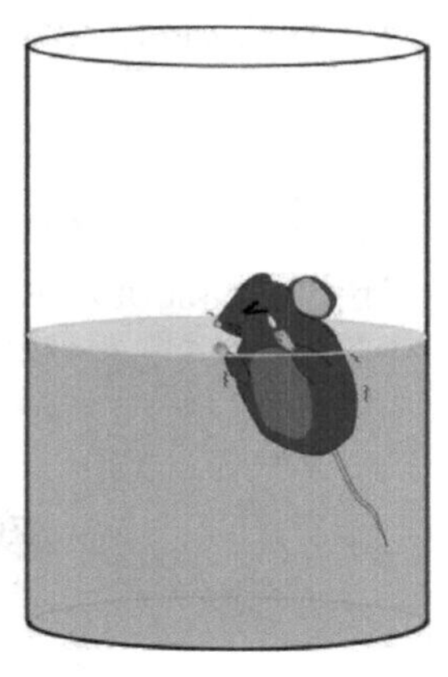
图 3-7-5　强迫游泳测试

三、实验试剂和器材

1. 圆柱形水箱　小鼠强迫游泳测试所需的圆柱形水箱（30cm高，12cm 直径）是由透明的有机玻璃制造的。水位距离底部至少 15cm，应在水箱上标记，以确保小鼠之间的水量一致。理想情况下，水箱的数量应该至少是每次测试的老鼠数量的 2 倍，以便在使用第一组水箱时，第二组水箱重新用干净水填满，避免组间小鼠气味的干扰。小鼠在游泳测试中脚或尾巴不能触摸水箱的底部。水面离顶部的高度应足够高，以防止小鼠逃离水箱。

2. 温度计和计时器　温度计首选防水红外温度计或金属温度计，可以快速测量温度，减少进行测试所需的时间。

3. 带有计算机接口和摄像机的视频跟踪系统　视频跟踪系统如 Ethovision XT 14.0 software（Noldus），用于自动收集行为数据。

4. 适宜的测试环境　需要有稳定照明和避免意外的噪声。

5. 干燥的纸巾和热灯　测试完后，用纸巾轻轻擦干小鼠身上的水，并且使用热灯（一定暴露温度不超过 32℃）来防止低温。

6. 待测小鼠。

四、实 验 步 骤

1. 实验前需要抚摸小鼠 3d，每天 5min 左右。

2. 确保视频跟踪系统已准备就绪。在测试前，填写好小鼠编号、组别、日期等信息。

3. 把待测试的小鼠带进行为测试室，适应新环境（至少 1h），避免产生其他压力源。

4. 水温应调节为 23～25℃，并在水箱壁上标记。如果温度过高（即 30℃），小鼠会倾向于漂浮、不动，而较低的水温（即 15～20℃）会使小鼠体温过低，并导致动物更活跃。

5. 将小鼠从笼子里拿出来，抓住其尾巴，轻轻且慢慢地放入水中。一旦小鼠身体大部分没在水中，就可松开尾巴。一般情况下这样可以防止小鼠的头部被淹没在水下。

6. 把小鼠放入水箱时，应立即启动视频跟踪系统。持续记录每只小鼠的行为 6min，其中前 2min 为适应阶段，后 4min 分析。

7. 视频跟踪系统将自动记录小鼠在水箱中的活动状态，观察者确保与小鼠有合理的距离，且避免不必要的移动和制造噪声。

8. 在 6min 测试结束时，将小鼠从水箱中取出，用干纸轻轻擦干并放回笼里，然后转移到房外。

9. 在下一只小鼠进行测试之前，更换水箱中的水，注意水温和水深要和前面保持一致。

10. 数据分析　该行为分析中最重要的是正确识别运动（游泳或爬升）状态，它是除了平衡身体和保持头部高于水面所必需的任何运动。小鼠很容易进入漂浮状态，但它们仍然表现出小的动作来平衡身体、保持头部超过水面，这些行为并不是一种试图逃避的行为，不应该被视为运动。此外，在一次移动后，即使基本上不动，小鼠仍然可以在水中漂移，这些也不应该被评为运动。

五、注意事项

参考高架十字迷宫。另外，应时刻注意小鼠在水中的状态，如小鼠因虚弱、无法保持头部超过水面而沉入水中，应及时终止实验。

（孙向东）

实验四十一　小鼠悬尾行为学测试

一、实验目的

掌握悬尾测试检测方法。

二、实验原理

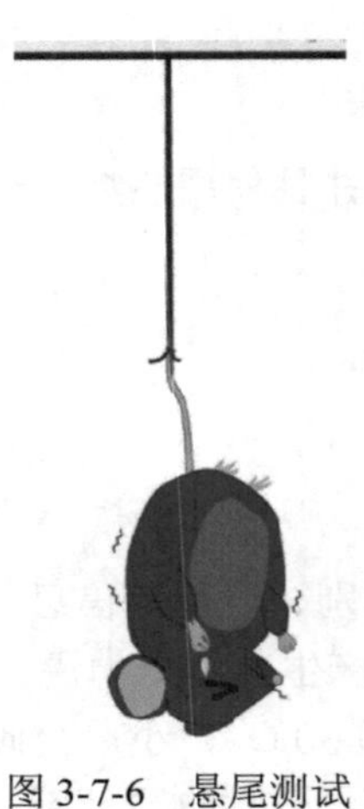
图 3-7-6　悬尾测试

悬尾测试（tail-suspension test，TST）和 FST 类似，是一种广泛应用于筛选潜在抗抑郁药物的检测方法（图 3-7-6）。在该测试中，将小鼠的尾巴悬挂 6min，老鼠最初会采取逃避的行为，如逃跑运动、抽搐和挣扎，试图抓住悬挂装置，随后会逐渐发展为静止的状态。各种抗抑郁治疗无论其主要作用机制如何，都会通过促进逃跑导向行为来减少小鼠不动的时间。

三、实验试剂和器材

1. 连接摄像头的尾部悬挂装置。

2. 计时器和胶带。

3. 带有计算机接口和摄像机的视频跟踪系统　视频跟踪系统如 Ethovision XT 14.0 software（Noldus），用于自动收集行为数据。

4. 适宜的测试环境　需要有稳定照明和避免意外的噪声。

5. 待测小鼠。

四、实验步骤

1～3. 同 FST。

4. 将小鼠从笼子里拿出来，抓住其尾巴，取适量胶带，用胶带把悬挂装置和小鼠尾巴末端连接在一起。

5. 粘牢固后，应立即启动视频跟踪系统。持续记录每只小鼠的行为 6min。

6. 视频跟踪系统将自动记录小鼠的活动状态，观察者确保与小鼠有合理的距离，且避免不必要的移动和制造噪声。

7. 测试结束后，将小鼠重放回笼中，并转移到房外。

8. 数据分析　主动运动包括摇晃、伸手、试图跑动。随着老鼠开始疲倦，运动变得更加微妙，直到只有前肢在运动，对它们来说，这不算是主动运动。如果老鼠只是由于先前的运动而摆动，那么它也不被视为主动运动。

五、注 意 事 项

参考高架十字迷宫。另外，小鼠的放置方式应使老鼠在悬挂时无法接触墙壁。使用的胶带应该足够结实，以防止老鼠掉落，并且不应损坏尾部的皮肤。如果小鼠在测试过程中顺着尾巴爬上绳索，应立刻停止测试，让其休息几组后再重测。

（孙向东）

实验四十二　小鼠糖水偏好行为学测试

一、实 验 目 的

掌握小鼠糖水偏好测试检测方法。

二、实 验 原 理

糖水偏好测试（sucrose preference test，SPT）用于评估啮齿动物模型中的动机、抑郁和快感不足及相关的情绪状态（图 3-7-7）。SPT 已用于更复杂的模型，如产后抑郁和停药。简而言之，SPT 是在实验设备中为动物提供两种饮用溶液，一种为蔗糖溶液（浓度为 1%，或偶尔使用其他甜味剂），而另一种则是普通饮用水，通过总液体摄入量，动物表现出比另一种更偏爱的状态。蔗糖偏爱的减少与抑郁症的许多其他衡量指标相关，如习得性无助。其作为模型有效性的重要衡量指标，先是由于引起快感不足（如由于慢性轻度应激）和随后的蔗糖偏爱丧失，抗抑郁药挽救行为参数伴随着蔗糖偏爱的恢复。因此，SPT 提供了一种简单而可靠的方法来测量啮齿类动物的抑郁症和相关性快感缺乏症。

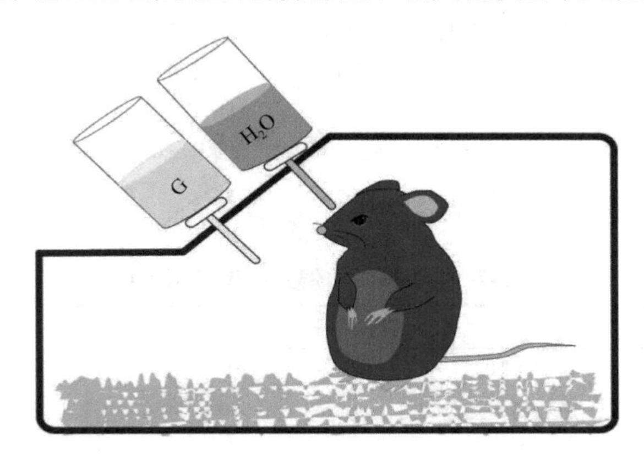

图 3-7-7　糖水偏好测试

三、实验试剂和器材

1. 水瓶　因为该测试需在单笼条件下进行，所以水瓶数量要达到小鼠笼数的 2 倍。

2. 1%蔗糖溶液和普通自来水。

3. 适宜的测试环境 测试室需要保持12h明暗周期、适宜的测试温度（22℃±2℃）。在测试过程中房间不应放置其他任何非测试动物，测试期间任何人都不得待在房间内。避免在测试过程中产生噪声，发生光线和重大环境变化的情况。

4. 电子秤。

5. 待测小鼠。

四、实验步骤

1. 适应 每笼小鼠使用两个普通的瓶子，一个装有1%蔗糖，另一个装有普通水，适应24h（12h后需要调换一下水瓶位置）。

2. 测试开始前，应重新配制蔗糖溶液，每个瓶子的液体量应相似且足够。装好糖水和普通自来水后，检查瓶嘴是否有堵塞或瓶嘴损坏溢出的情况，确认水瓶可用后擦干瓶子表面的水分，逐一称量瓶子重量并做好标记。

3. 将小鼠笼子整齐规律地摆放在测试房间中，笼子应平稳不晃动，避免在测试过程中因晃动而造成溶液损耗过多。

4. 饲料应放置在垫料上，避免小鼠在测试过程中因攀爬笼盖进食而额外造成更多的瓶身晃动。

5. 将水瓶小心翼翼地按统一的位置（如先左边糖水瓶右边普通水瓶）安放后，关上门保持室内安静。

6. 24h后，小心调换水瓶位置，动作幅度不宜过大。

7. 48h后，小心取出水瓶，称重，计算前后两天小鼠消耗的蔗糖溶液的消耗量（g）、普通水的消耗量（g）和总消耗量（g）。

8. 使用以下公式计算蔗糖偏好 偏好=（蔗糖溶液摄入量/总摄入量）×100%。总摄入量是蔗糖溶液摄入量和普通自来水量的总和。首先，应排除泄漏水瓶的数据；此外，也应排除既不喝蔗糖溶液也不喝普通自来水的小鼠的数据，这类数据无法计算偏好；最后，过度饮水或没有偏好的小鼠也应该被排除在分析之外（参见“注意事项”部分）。

五、注意事项

小鼠糖水偏好测试注意事项见表3-7-1。

表3-7-1 小鼠糖水偏好测试注意事项

问题	可能的原因	解决办法
液体泄漏或堵塞	瓶嘴陈旧	更换新瓶嘴
小鼠活动过多	新环境	延长适应时间
小鼠爬出笼子	笼盖损坏	更换笼盖
不喝蔗糖溶液/水	瓶嘴过高或瓶身倾斜不够	调整好水瓶位置
饮蔗糖溶液/水过量	蔗糖溶液浓度过高/室温过高/测试时间过长	严格按照配方及控制室温
没有偏好	蔗糖溶液浓度过低/适应期过短	严格按照配方及延长适应期

（孙向东）

实验四十三 利用光遗传学技术调控小鼠搔痒行为实验

一、实验目的

1. 了解光遗传学技术实验的工作原理。

2. 熟悉并掌握光遗传学技术调控小鼠搔痒行为实验的操作步骤。

二、实验原理

光遗传学技术是一项把光学和遗传学结合起来，从而精准调控神经元活动的技术手段。已知在特定波长激光的激发之下，可以打开光敏感通道蛋白，诱导阳离子（如钠离子）或阴离子（如氯离子）进入神经元，使得神经元发生去极化或者超极化，进而激活或者抑制神经元。其中，激活神经元的光敏感通道蛋白最常见的是 ChR2，通常用 470nm 左右波长的蓝光驱动该蛋白；抑制神经元的光敏感通道蛋白最常见的是 NpHR3.0，通常用 570nm 左右波长的黄光驱动该蛋白，见图 3-7-8。由于该技术手段具有无损伤或者低损伤控制特异类型神经元的活动特点，被神经生物学家广泛应用于神经网络功能相关实验研究，尤其适用于在体或者清醒状态下的动物行为实验。

我们知道痒觉是一种可以引起搔痒行为的躯体感觉，在临床中，大多数的皮肤性疾病和一些系统性疾病都伴随有程度不一的瘙痒症状。有大量的文献研究表明，制造动物急性瘙痒模型的药物最常用的是组胺，临床上也针对此研发了很多抗组胺药物来进行止痒，如氯雷他定等，在机制研究上有动物实验提示，中脑腹侧背盖区（ventral tegmental area，VTA）的抑制性神经元参与调控了搔痒行为的发生。

基于以上，我们设计光遗传学技术实验特异性调控 VTA 脑区的抑制性神经元的活性来观察对小鼠搔痒行为的影响。

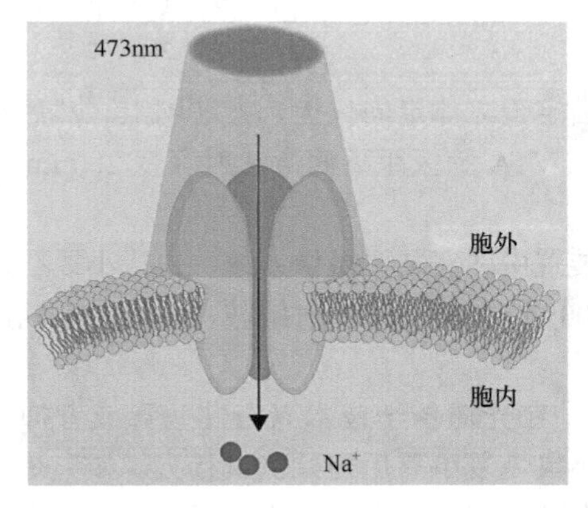

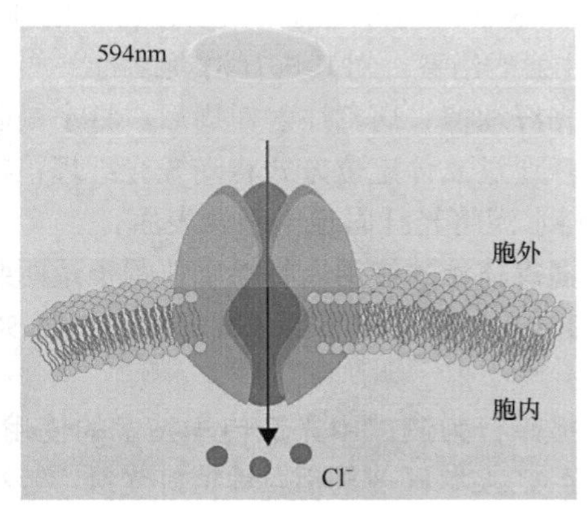

图 3-7-8 光遗传学兴奋（左）及抑制（右）通道蛋白工作原理

三、实验试剂和器材

实验材料：本实验选用成年（8～10 周龄）雄性 Vgat-IRES-Cre 转基因小鼠为实验对象，并提供干净的水和食物，令其可以自由进食。小鼠饲养于光明/黑暗周期为 12h/12h 自动切换的光照环境中，保持环境湿度恒定在 40%～70%，温度恒定在 22～23℃，保持环境安静，避免噪声。

光遗传病毒：兴奋性病毒——AAV-Ef1a-DIO-hChR2（H134R）-mCherry，AAV-Ef1a-DIO-mCherry。抑制性病毒——AAV-Ef1a-DIO-eNpHR3.0-EYFP，AAV-Ef1a-DIO-EYFP。

实验试剂：组胺、异氟烷、酮洛芬。

实验设备与器材：立体定向仪（瑞沃德）、病毒注射仪（MICRO2T）、手持颅骨钻（瑞沃德）、持续呼吸麻醉机（瑞沃德）、体视镜（瑞沃德）、牙科水泥、陶瓷光纤、473nm 蓝光激发光源、594nm 黄光激发光源等。

录像采集与分析软件：电脑、摄像头、MATLAB 软件、GraphPad 软件。

四、实验步骤

1. 病毒注射

（1）小鼠准备：提前 1h 将小鼠拿到操作室适应环境，以缓解其焦虑害怕状态。随后以 0.8%～5%的异氟烷将小鼠麻醉，取出小鼠，备皮，清理干净颅骨表面的毛发。

（2）立体定位：将小鼠舌头轻柔拉出，防止其窒息死亡。并将其固定在立体定向仪上，连接好麻醉机使小鼠处于一个持续麻醉状态，并且给小鼠双眼抹上红霉素眼膏，避免小鼠被灯光持续照射导致失明。消毒后剪开颅骨表面的皮肤，用干棉签将骨膜完全擦去，最后在体视镜下清晰观察到小鼠的冠状缝（coronal suture）、矢状缝（sagittal suture）、人字缝（lambdoid suture）及前囟点（bregma）和后囟点（lambda）。以前囟点为中心原点，将小鼠颅骨表面调平，然后在小鼠左右两侧的 VTA 的正上方颅骨处钻孔，其坐标是：前后径（anteroposterior，AP）：–3.2mm，左右径（mediolateral，ML）：±0.50mm，深度（dorsoventral，DV）：–4.15mm。

（3）病毒注射：连接好病毒注射仪，把病毒吸至容器中，以每分钟 60nl 的速度注射 300～400nl 的病毒至小鼠双侧 VTA 脑区中。

（4）缝合：病毒注射结束后，将小鼠颅骨表面的皮肤缝合在一起，最后以 5mg/kg 浓度皮下注射酮洛芬，对其进行消炎镇痛。

2. 光纤埋植　病毒注射 3 周后，将小鼠固定于立体定向仪上，方法同上。然后左右倾斜 10°，通过立体定位方式将陶瓷光纤埋植在 VTA 脑区距离病毒注射深度 200μm 处，然后用牙科水泥将光纤固定于颅骨表面。

3. 搔痒药物的使用　将小鼠放置于透明装置中，安装好摄像系统，先让小鼠在此环境中适应 30min，然后在小鼠颈背部皮下按照 500μg/50μL 的量注射组胺，以诱导小鼠产生搔痒行为。

4. 搔痒行为测试中光遗传学技术的使用　在光遗传学技术兴奋性病毒或者抑制性病毒注射至 VTA 脑区 3 周后，埋植好光纤，等小鼠恢复 1 周后开始测试行为。如果是兴奋性病毒则选择 473nm 蓝光激发光源，否则选择的则是 594nm 黄光激发光源。首先给小鼠戴上相应的光纤连接装置，使其在装置中自由移动至少 15min，以降低光纤对小鼠的影响，根据我们的触发光源软件，如果是兴奋性病毒，调节光纤末端的激光强度为 6～9mW，然后以 20Hz，持续 10ms 的形式给光 3min，再停止 3min，以此为 1 个循环，共做 5 个循环，总共 30min；如果是抑制性病毒，调节光纤末端的激光强度为 8～10mW，持续给光 3min，再停止 3min，也做 5 个循环，时间为 30min。

五、实 验 报 告

1. 记录好光遗传学调控小鼠搔痒行为实验的具体步骤。

2. 记录下兴奋性或抑制性光遗传病毒对小鼠搔痒行为的影响，行为指标为小鼠的搔抓次数（number of scratches）。

3. 分析写出光遗传学技术调控小鼠搔痒行为实验所要注意的地方。

六、注 意 事 项

1. 病毒注射常见问题

（1）病毒保存：病毒应分装储存在–80℃冰箱，需避免反复冻融。在使用过程中，病毒全程置于冰上或放在4℃冰箱，尽量减少在室温的停留时间。

（2）病毒稀释：选用无菌PBS或生理盐水稀释病毒至适当滴度。

（3）病毒注射时针尖有时会发生堵塞的情况，此时应使用生理盐水棉球轻轻擦拭针尖。若注射泵快速推进后针尖仍堵塞，则需剪掉部分电极尖端，但需重新定位。

（4）病毒注射时需时刻观察玻璃电极内病毒与油接触液面是否下降。若下降则表明注射成功；否则，则表明失败。

（5）有时可出现病毒渗漏至目标脑区上方核团：其原因主要有两点，一是注射完停针时间不够，原则上应不少于10min；二是注射速度过快。

2. 埋植光纤主要问题

（1）因埋植光纤时间点在病毒注射后3周，其颅骨表面的定位点可能变得不清晰，会导致光纤埋植位置与目标位置产生偏差。

（2）因VTA脑区的生理结构，故在埋植光纤时需倾斜10°，以便给出的光可以尽可能地覆盖整个脑区，倾斜角度会给操作带来一定的难度，这一步的操作需认真仔细小心。

（3）在给小鼠连接光纤通路时，可用异氟烷暂时麻醉小鼠，然后快速连接好，避免小鼠挣扎出现意外状况。

（4）连接好光纤通路后要检查能否给出光，并且出来的光是否如软件程序设置的一样。

3. 在用组胺诱导搔痒行为时，需注意给药方式是颈背部皮下注射，此种给药方式需正确使用。

4. 由于本实验用到的小鼠为转基因小鼠，故在做实验之前需鉴定小鼠的基因型，使用正确的基因型小鼠用于本实验。

（孙向东）

实验四十四　小鼠脑部的立体定向手术及药物微量注射

一、实 验 目 的

1. 掌握小鼠脑部的立体定向手术方法。

2. 掌握小鼠脑部药物微量注射方法。

二、实 验 原 理

立体定向手术（stereotactic surgery，stereotaxy）是精确确定脑结构特定位置的技术，常用于实验神经心理学和脑神经外科的手术。如把微电极或微导管准确插入或将射线对准特定的脑部位，对其进行刺激、损伤、注射药物或病毒等。使用时先要制作某物种详细的脑图谱，然后使用立体定向仪按图谱提供的参数，在规定的参照坐标系中确定要研究或手术的位置。某些颅外标记与颅内结构具有相对固定的位置关系，例如，前囟：位于冠状缝和矢状缝的交接处；人字缝：位于后囟人字缝与矢状缝交汇点。动物头部调平，通过降低立体定位支架中的微量吸管或玻璃电极，使其接触人字缝和前囟及水平于前囟点相同距离2.30mm（或2.10～2.50mm，这个范围内的颅骨是相对较平的，可以用来确定左右定位点）的两个点，并比较它们的 *z* 坐标，通过调整鼻夹和左右耳棒来完成。

三、实验试剂和器材

材料：成年小鼠若干。

试剂：75%乙醇、0.75%戊巴比妥钠、药物、红霉素眼膏、无菌PBS等。

器材：眼科剪、镊子、缝合线（含弯针）、小钝钳、止血钳、解剖显微镜和显微镜架、带有小型牙科钻头的电钻、棉签、移液器、微量吸管拔出器、封口膜、微量注射器、手术光源、小型动物立体定向仪、温控加热毯等。

四、实验步骤

1. 手术区域和工具的准备　在开始手术之前，确保手术区域及所有工具和试剂是干净的，并准备好在手术过程中使用。该区域应使用75%乙醇擦拭，进行消毒，工具应通过高压灭菌或浸泡在消毒剂中进行消毒。

2. 称量动物体重，计算麻醉的合适剂量。如使用0.75%戊巴比妥钠，对于成年小鼠，剂量为0.01mL/g。

3. 用一只手束缚动物，另一只手将注射器针头插入左下腹，注射戊巴比妥钠。动物应在2～3min内入睡（但仍对伤害性刺激敏感），并应在5～10min内达到手术麻醉的状态（对伤害性刺激缺乏反应）。

4. 用眼科剪对颅骨表面皮肤进行备皮，将动物放入立体定向仪（图3-7-9）中。将一个耳棒固定在仪器中，轻轻地将动物的头放置在耳棒上引导其耳道，将动物的头保持在适当的位置，并慢慢放置第二个耳棒以完成固定（仅施加非常适度的压力）。在手术过程中涂抹眼膏，防止角膜干燥和光源直射导致失明。

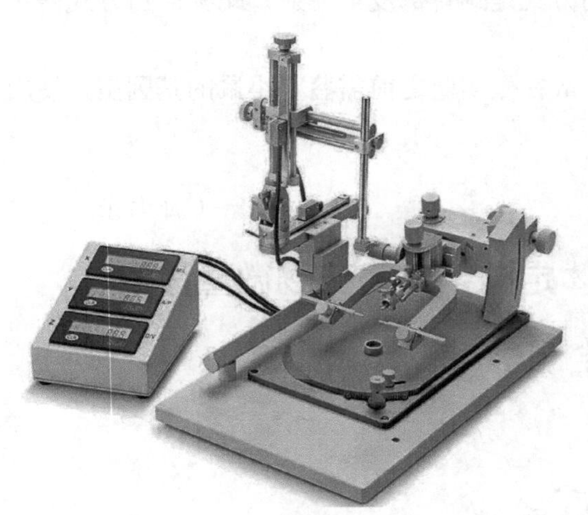

图3-7-9　常见的小动物脑立体定向仪

由于本步骤影响手术恢复，因此应使用具有广角尖端的非破裂耳棒，以避免损伤鼓膜；放置耳棒时，避免任何快速移动的操作。正确放置后，动物的头部看起来是水平的，且与耳棒对称（图3-7-10a）；轻轻移动鼻子，头部可以自由地上下移动，但不会相对于耳棒轴线横向移动（图3-7-10b）。

5. 插入门牙适配器　用小镊子拉下动物的下颌，并用小钝钳轻轻将舌头扯出放在一边，避免小鼠呼吸道阻塞。将适配器固定到位，再慢慢将动物门牙移入适配器中，直到动物的门牙卡入适配器的开口，然后轻轻向前拉，确定牢固（动物门牙上的小背部牵引可改善头部固定）。最后一个固定点——鼻夹，应该以非常低的压力作用在动物的鼻子上，并确保夹子不会触到眼睛（图 3-7-10c）。

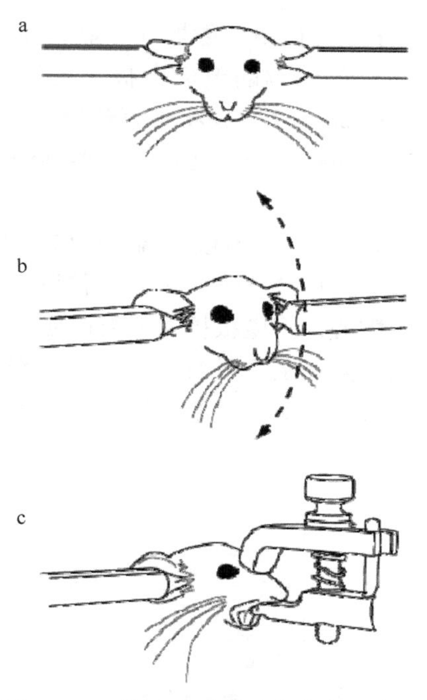

图 3-7-10　固定小动物脑部操作示意图

6. 使用棉签蘸 75%乙醇消毒小鼠头部的皮肤 3 次，调节解剖显微镜在低放大率（×10～×20）下观察动物头骨的顶部。用眼科剪做中线切口，分离皮下组织和肌肉组织。用棉签蘸取无菌 PBS 轻轻擦拭去除脑膜，清洁暴露的颅骨。在整个手术过程中，用无菌 PBS（或生理盐水）滴涂或用湿棉签擦拭颅骨，避免干燥。

7. 通过调节门牙适配器和左右耳棒，先大概将小鼠脑袋初步固定至肉眼可见水平的状态，然后在显微镜下将针头置于前囟点（图 3-7-11），并以此点为原点，将 x、y、z 的数值调零。将针头移至后囟点（图 3-7-11），记录 z 值（x 值应为 0），若 z 值大于 0.03，需通过调节鼻夹使前、后囟误差在 0.03 以内。返回前囟点调零，再回后囟点确认是否前后达到水平状态。针头回到前囟点，以此点为原点，将针头左右各水平移动 2.30mm（x 值），调节针头使其刚好接触至骨面时，观察左右这两点的 z 值（y 值应为 0），若误差大于 0.03，通过调节左右耳棒达到左右水平状态。

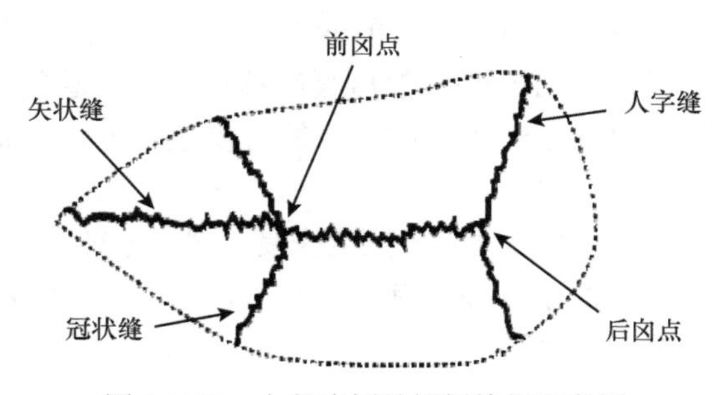

图 3-7-11　小鼠脑颅骨解剖特征示意图

8. 调平后，参照小鼠脑图谱将针头移至所需坐标处。在显微镜下观察，在相应位置用注射器针头或记号笔做标记。

9. 用电钻在标记点钻孔，通过旋转钻头的水平移动，同时施加轻微的向下压力，使用手持钻头在目标区域（一个注射部位约 1mm×1mm）上使颅骨变薄，轻柔钻孔，稍有落空感时停止，并用钻头适度扩展孔的直径。若有骨碎片，可用尖头镊夹出。注意不要钻穿骨头，因为那可能会对脑实质表面造成伤害。小心地在目标区域的边缘打孔，用针尖小心挑起一块变薄的骨头，然后用细镊子小心地取出。用 PBS 保持颅骨和暴露的硬脑膜湿润。

10. 将微量注射器（如显微注射泵）固定在立体定向仪的支架中，并连接控制器、安装注射器前端的玻璃电极。用移液器将所需注射量的药物滴在预切的方形封口膜（约1cm×1cm）上，并将带有药物的封口膜放在颅骨顶部。用显微镜目视控制，将玻璃电极尖端插入药物滴中，通过控制器操作，进行抽吸，监测电极中药物的上升水平面，直到吸够为止。

11. 将玻璃电极尖端移至前囟点调零，根据图谱计算将用于注射的 x、y 和 z 坐标并将电极尖端移至正确的 x 和 y 位置，并逐渐降低，直到它接触到暴露的硬脑膜。玻璃电极尖端较脆弱，将电极插入脑袋前应用注射器尖端小心挑破硬脑膜。穿过硬脑膜后，慢慢将玻璃电极降低至注射部位所需的 z 坐标，再向下多 0.05～0.10mm（深度视脑区而定），然后返回目标区域，预留药物位置，防止其溢出（图 3-7-12）。

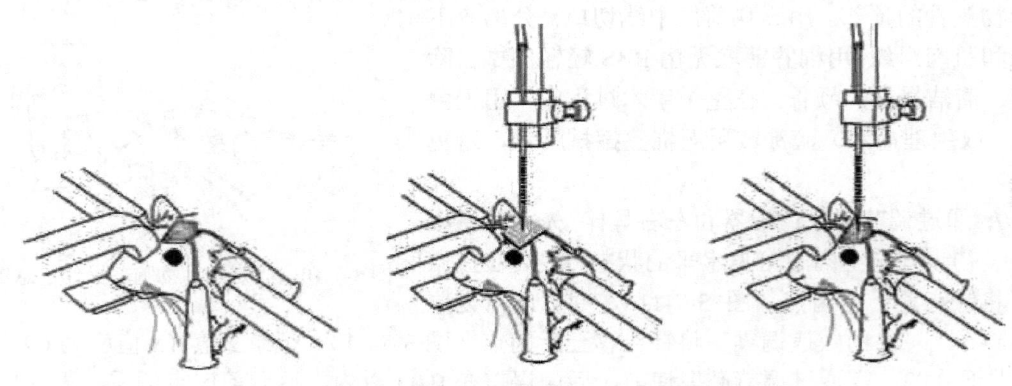

图 3-7-12　小动物脑立体定向注射示意图

12. 通过控制器控制，按实验需要设置好的参数（注射速度和体积），将目标药物缓慢注入，其间用显微镜观察药物水平面，用于注射前后对比，确保药物顺畅流出。注射速率通常为每分钟 30～60nl，当然也可以以更慢的速度注射（视脑区而定）。

13. 注射完成后停针等待 5～10min，然后缓慢移出针头，避免药物回流或溢出。用湿棉签清洁注射部位。在钻孔处涂上红霉素眼膏，缝合皮肤。缝合皮肤后在皮肤表面涂抹碘伏或安尔碘消毒。

14. 将小鼠放在温控加热毯上，直到它完全恢复。然后才能将动物放回干净的笼子里；在笼子里放一个装有食物颗粒的小碟和装有水的水瓶，以便于动物获取食物并补充水分。密切监测动物的恢复情况至少 1 周。

五、注 意 事 项

1. 注射麻药 10min 后动物仍未麻醉　对戊巴比妥钠的反应有可变性（小鼠个体对麻醉的耐受性存在个体差异），这可能需要增加剂量：腹腔注射额外剂量的 20%～25%，并等待 5～10min；如果动物仍然只是轻度麻醉，重复 10%～12.5%的剂量。

2. 动物挣扎着呼吸　支气管分泌物可能导致呼吸问题[在这种情况下，呼吸可能看起来费力和（或）动物可能发出小的“湿”声]。将动物从立体定向仪中释放出来，并确保其舌头被拉出，提供 100%氧气。

3. 动物停止呼吸　使用上述相同的程序；用大拇指和示指轻轻按压胸腔（约 100 次/

分）；在动物的舌头上滴 1 滴阿托品（减少气道分泌物），以防气道阻塞。

4. 动物没有被充分麻醉　如果动物开始呼吸变快或有轻微的主动足底反射，但在其他情况下处于睡眠状态，则注射额外的 25%剂量，并密切监测麻醉是否加深。如果动物开始苏醒（面部胡须有快速抽搐），应迅速将动物从立体定向仪中释放出来，然后重新麻醉动物。

5. 玻璃电极堵塞　用棉签蘸一大滴 PBS 轻轻擦洗电极外壁，并抽吸以清洁内壁；如果仍然堵塞，更换新的玻璃电极。

（孙向东）

参 考 文 献

戴建威，苏晓波，章喜明. 2018. 医学生物学综合实验[M]. 北京：科学出版社

黄炜，陈新美. 2014. 生物化学精要与技术原理[M]. 第 2 版. 北京：科学出版社

黄亚东，时小艳. 2013. 微生物实验技术[M]. 北京：中国轻工业出版社

贾弘禔. 2015. 生物化学与分子生物学[M]. 第 3 版. 北京：人民卫生出版社

李顺鹏. 2015. 微生物学实验指导[M]. 第 2 版. 北京：中国农业出版社

李艳，孙海燕，周丽珍，等. 2014. 凝胶层析和离子交换层析结合法纯化重组降血压肽 VLPVPR[J]. 食品工业科技，35（17）：111-114

秦川. 2017. 实验室生物安全事故防范和管理[M]. 北京：科学出版社

宋新华，史冬燕.2020. 基础生物学综合设计性实验[M]. 北京：科学出版社

孙佳蕊，马行川，陈仲栩，等. 2015. 人类口腔黏膜上皮细胞提取基因组 DNA 方法的初步研究[J]. 国际检验医学杂志，36（11）：1513-1514，1517

唐睿谦. 2015. 唾液淀粉酶最适 pH 值的测定[J]. 广西教育，（6）：117-118

唐宇迪. 2019. 跟着迪哥学 Python 数据分析与机器学习实战[M]. 北京：人民邮电出版社

王燕菲. 2015. 高级生物化学实验理论与技术[M]. 北京：科学出版社

熊齐荣，金涌，邢仕歌，等. 2014. 胶体金试纸条法快速筛查小麦和玉米中脱氧雪腐镰刀菌烯醇的研究[J]. 食品科技，2（39）：292-296

杨汝德. 2015. 现代工业微生物学实验技术[M]. 第 2 版. 北京：科学出版社

药立波. 2015. 医学分子生物学实验技术[M]. 第 3 版. 北京：人民卫生出版社

张雅利，龙建纲. 2020. 高级生物学实验技术[M]. 北京：科学出版社

赵春燕，康素花，荣向华，等. 2016. 凝胶层析分离纯化乳酸菌菌体蛋白条件的优化[J]. 食品研究与开发，37（22）：47-50

郑月娥，李里香. 2013. EMT 诱导因子的最新研究进展[J]. 临床与实验病理学杂志，29（3）：321-323

朱伟锋，刘卓琦，吴金兰，等. 2012. 碱裂解法快速提取口腔拭子 DNA 对 CHRNA3 基因多态性的研究[J]. 重庆医学，41（8）：724，764-765，768

R.兰萨，A.阿塔拉. 2020. 干细胞生物学基础[M]. 张毅，叶棋浓，译. 北京：化学工业出版社

Schmitt CE，Holland MB，Jin SW. 2012. Visualizing vascular networks in zebrafish：an introduction to microangiography[J]. Methods Mol Biol，843：59-67

Su XY，Chen M，Yuan Y，et al. 2019. Central processing of itch in the midbrain reward center[J]. Neuron，102（4）：858-872